医院全质量管理丛书

医院感染管理
——体系与实践

邹 妮 孙 喆 主编
王兴鹏 审阅

NOSOCOMIAL
INFECTION MANAGEMENT
System and Practice

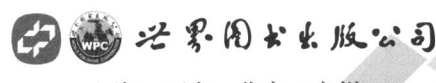

上海·西安·北京·广州

图书在版编目(CIP)数据

医院感染管理:体系与实践/邹妮,孙喆主编. —上海:
上海世界图书出版公司,2020.1
ISBN 978-7-5192-6767-4

Ⅰ. ①医… Ⅱ. ①邹… ②孙… Ⅲ. ①医院—感染—卫生管理 Ⅳ. ①R197.323

中国版本图书馆 CIP 数据核字(2019)第 234673 号

书　　名	医院感染管理——体系与实践 Yiyuan Ganran Guanli——Tixi yu Shijian
主　　编	邹　妮　孙　喆
审　　阅	王兴鹏
责任编辑	李　晶
出版发行	上海世界图书出版公司
地　　址	上海市广中路 88 号 9 - 10 楼
邮　　编	200083
网　　址	http://www.wpcsh.com
经　　销	新华书店
印　　刷	上海颛辉印刷厂
开　　本	787mm×1092mm　1/16
印　　张	13
字　　数	200 千字
版　　次	2020 年 1 月第 1 版　2020 年 1 月第 1 次印刷
书　　号	ISBN 978-7-5192-6767-4/R·516
定　　价	60.00 元

版权所有　翻印必究
如发现印装质量问题,请与印刷厂联系
(质检科电话:021-56152633)

编 委 名 单

（按姓氏笔画为序）
卫 菊　王 丹　车咏梅　朱 丹　朱秋丽
李 萍　李 群　杨 讯　杨佳泓　吴惠静
沈 坚　沈 兵　张 峰　胡 丹　钟力炜
唐国春　黄 陈　常 健

前 言

医院感染伴随医院而生,涉及医疗活动的每一个环节,直接影响到医疗质量和患者安全水平,已成为全球关注的突出的公共卫生问题,也是现代医院管理的重要难题和面临的巨大挑战。如何加强对医院感染的预防与控制能力,加大医院感染防控措施的落实力度,提升医院感染管理工作水平,为患者及广大医务人员提供一个安全的就医和工作环境,是卫生行政部门、医院管理者和广大医务人员的共同目标。随着医疗改革的深入,医院系统正进入全面转型时期,尤其是大型医院则更注重疑难病、危急重症的救治,因此也将更进一步加强各类新技术的应用,这为医院感染防控工作又提出了更高的要求和更大的挑战。因此,夯实医院感染控制工作基础,构建科学的医院感染综合防治体系,使感染控制工作在保障医院安全底线中发挥出应有的价值,成为当今医疗机构面临的迫在眉睫的任务。

国家高度重视医院感染管理工作,不断发布和更新医院感染防控的政策、指南、标准和规范,各医疗机构对医院感染防控的认识和重视程度也在逐渐提高。但由于医院感染管理是一门专业的、涉及多学科理论的交叉学科,既有政策规范性要求,又有技术专业性的特点,这就要求管理者必须具备临床医学、护理学、微生物学、传染病学、临床药学、流行病学、管理学等多学科融汇贯通的能力,并在实践中不断应用相关学科的技术内容,以感染控制技术驱动感染控制管理,因此存在很高的管理难度。所以,医院感染管理者必须运用系统论的科学思维,有效地将医院感染防控应用到具体的管理实践中去,提升医院感染管理的效果和能级,以体现医院感染管理在医院管理中的重要作用。

本书不同于既往出版的医院感染防控技术类专著和教材,而是着眼于如何开展医院感染防控的有效管理,系统地梳理了医院感染管理者必须管理的范畴、方法和步骤,并前瞻性地提出以体系建设为核心的医院感染管理理念。本书共分为三大章节。第一章节回顾了国内外医院感染发展的历史,让我们对医院感染管理的理论体系来源有更清晰的认识。第二章节主要是在吸取国内外医院感染管理的经验基础上,在医院全质量管理体系的理论指导下,创建了医院感染综合防控管理的体系建设理论,提出了包括组织架构、制度建设、教育培训、风险管理、指标监测、支持保障、监督审查、绩效考核等八大医院感染管理体系建设方案。第三章节则是选择了部分具有特色的医院感染防控实践案例,具体阐述了八大体系的建设方法,可供各级医疗机构医院感染防控管理部门在具体实践中参考。

感谢王兴鹏同志在本书编写过程中给予的学术指导,也感谢钟力炜同志为本书的出版提供的支持和帮助。同时,上海世界图书出版公司为本书的出版质量提供了有力的保障,在此也表示衷心的感谢。由于本书编写时间仓促,编写者经验与水平有限,不免会有缺点和不足,恳请读者在应用过程中给予批评及指正。

编写组

2019 年 4 月

目　　录

第一章　概述 ·· 1
　第一节　医院感染管理相关定义 ·· 2
　第二节　医院感染管理发展史 ··· 3
　第三节　医院感染管理现状 ··· 28

第二章　医院感染防控体系的建设 ·· 55
　第一节　组织架构体系 ··· 57
　第二节　制度管理体系 ··· 65
　第三节　教育培训体系 ··· 70
　第四节　风险管理体系 ··· 78
　第五节　指标监测体系 ··· 83
　第六节　支持保障体系 ··· 95
　第七节　监督审查体系 ··· 100
　第八节　绩效考核体系 ··· 113

第三章　医院感染防控管理的实践 ·· 121
　第一节　抗菌药物临床应用管理 ·· 122
　第二节　医院感染管理兼职人员管理 ·· 137
　第三节　血源性传染病防控 ·· 146
　第四节　涉及医院感染风险医疗器械及设备的保养与维护 ·············· 151
　第五节　医院感染管理文化建设 ·· 162
　第六节　医院感染管理电子信息化建设 ··· 169
　第七节　医院感染管理前置 ·· 181
　第八节　多部门联合管理 ··· 191

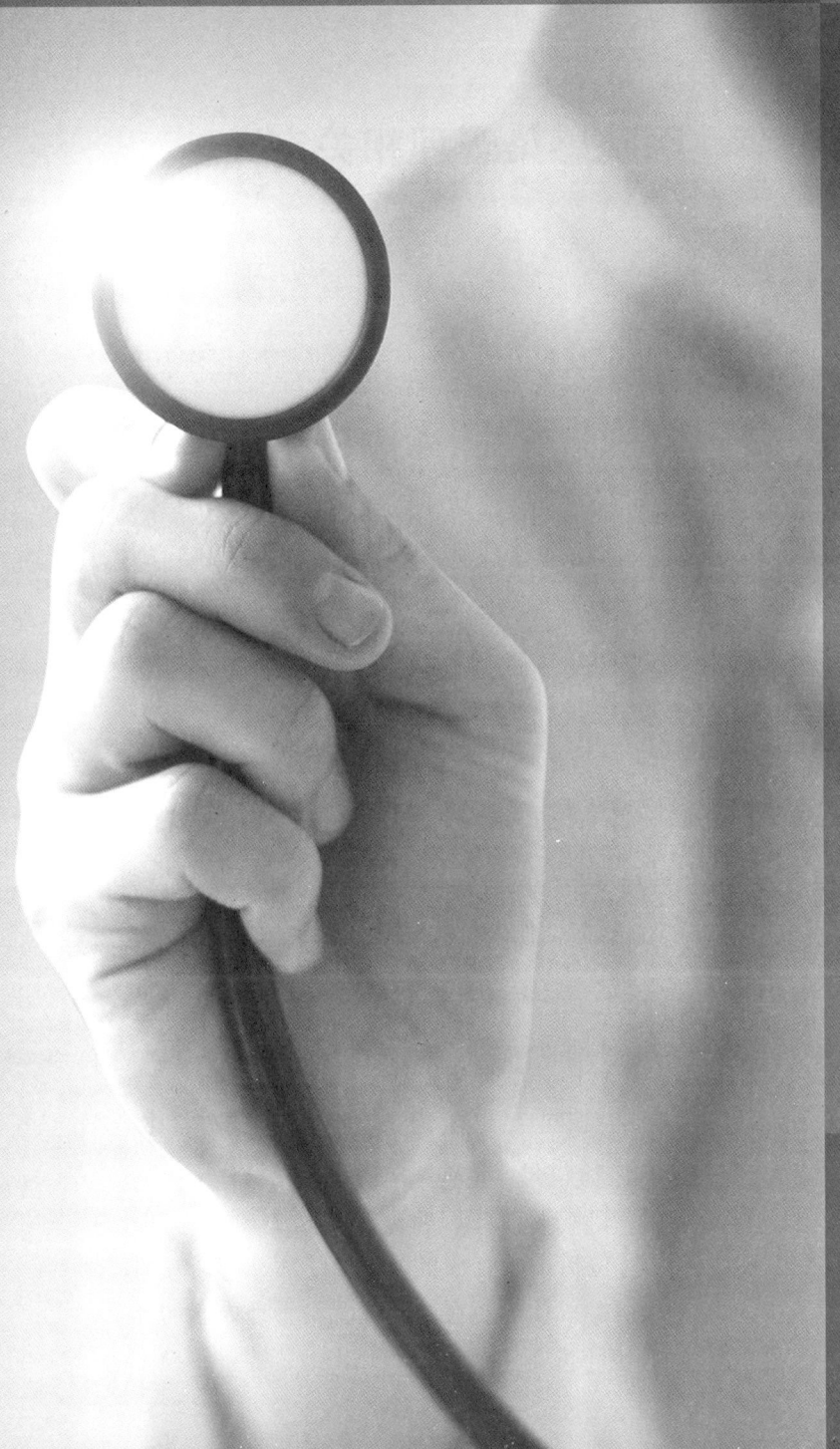

第一章

概述

第一节　医院感染管理相关定义

一、医院感染

（一）广义定义

任何人员在医院活动期间遭受病原体侵袭而引起的感染，均称为医院感染（nosocomical infection）。

（二）狭义定义

指住院患者在医院内获得的感染，包括在住院期间发生的感染和在医院内获得出院后发生的感染，但不包括入院前已存在或者入院时已处于潜伏期的感染。医院工作人员在医院内获得的感染也属于医院感染。

二、医院感染与医源性感染

（一）医院感染

医院感染是指住院患者在医院内获得的感染，包括在住院期间发生的感染和在医院内获得出院后发生的感染，但不包括入院前已开始或者入院时已处于潜伏期的感染。医院工作人员在医院内获得的感染也属医院感染。

（二）医源性感染

医源性感染是指在医学服务中，因病原体传播引起的感染。

医院感染和医源性感染既有相同点，也有不同点，前者强调的是在医院这个场所发生的感染，后者所强调的是患者接受医疗服务过程中由病原体所致的感染。在医院感染中，感染发生的场所局限于有住院患者的医院，而在医源性感染中，场所包括了所有从事医学诊疗活动的医疗机构，如门诊部（所）、社区卫生服务机构等。在对医院感染管理内涵的界定中，已包含了医院感染和医源性感染。

三、医院感染学

医院感染学(nosocomiology)是研究在医院发生的一切感染的发生、发展和控制管理的一门学科。其专业范围是研究医院感染病原体特征、研究医院感染流行病学特征、研究和评价医院感染各种控制措施、研究医院感染的临床特点和诊断方法、研究建立医院感染管理制度等。医院感染学概念首先由我国有关专家提出,目前已成为一门新兴的交叉学科,其相关学科包括基础医学、临床医学、预防医学、流行病学、微生物学等。

四、医院感染管理

医院感染管理(hospital infection administration)就是针对在医疗、护理活动过程中不断出现的感染情况,运用有关的理论和方法,总结医院感染发生规律,并为减少医院感染而进行的有组织、有计划的控制活动。医院感染管理是医院管理中的重要组成部分。

第二节 医院感染管理发展史

一、国外医院感染管理发展史

医院感染是伴随着医院的建立而产生的。随着医学科学的发展进步,人们对医院感染及其预防控制的认识也不断发展。以细菌的发现和抗生素的应用为标志,可将医院感染管理发展史分为细菌学时代以前、细菌学时代、抗生素时代和现代医院感染管理时代4个阶段。

(一) 细菌学时代以前

公元325年,古希腊出现世界上首家医院,主要作用是在传染病流行时作为传染病患者的收容所和为贫民提供医疗服务。由于医院条件很差,传染病在其间暴发、流行,医院感染情况非常严重。

近代医院始于文艺复兴之后。欧洲16—17世纪随着生产力的发展和科学技术的进步,出现了近代医学和近代医院。当时由于人们不了解感染是由病原微生物所致,没有消毒隔离措施,交叉感染在医院里肆虐,患者遭受着巨大痛苦,甚至造成了大量的死亡,而医务人员面对这些现象却束手无策。据记载,那时的医院普遍用水为患者清洁伤口,医生通常使用同一盆水为好几位患者清创,直到水完全被血液染红。18世纪末在法国巴黎最大的医院 Hotel-Dieu 医院里,医生护士在给患者清洗伤口和换药时,使用同一块纱布从不更换,没有任何消毒措施,从而使医院内交叉感染蔓延开来,导致很多人发生伤口感染,截肢后患者的病死率高达60%。

19世纪以前,人们普遍认为创伤后发生伤口感染是不可避免的,外科手术感染率几乎是100%,病死率高达70%。当时的英国报纸曾这样写道:"躺在英国医院外科手术台上的患者死亡的概率要高于滑铁卢战场上的英国军士"。直到1771年,英国的曼彻斯特(Manchester)医院规定每个患者要有干净床单,至少每3周清洗一次,2个患者不能同时使用一张病床,病死率才有所下降。19世纪初,英国出现"发热患者专科医院"(相当于现在的传染病院),对发热患者进行隔离治疗,效果很明显。据一份比较观察报告说明,发热患者专科医院的医院感染发生率仅为综合医院的 1/10。

在18世纪末刚开始建立产院时,产褥热大量发生,病死率极高,是当时欧洲医院感染中危害最大、造成损失最严重的问题。产院也因此而被称为"引导产妇走向死亡之门"。美国医生霍姆斯(Holmes)根据大量观察发现,产褥热与医生在尸检后不洗手就去检查产妇有关,因此建议采取一些预防措施,如产科医生要注意隔离、接触患者前洗手等,降低了产褥热的发生率,并于1843年在波士顿医学促进会上发表了著名论文《产褥热的传染性》。之后,1847年奥地利的塞麦尔维斯(Semmelweiss)注意到,由产科医师负责的产科病房产褥热的发生率比助产士负责的病房高9倍。通过调查发现,产生这一差别的原因在于产科医生在做完尸体解剖后不洗手就去为产妇检查或接生。因此,他要求所有医生做完尸体解剖后必须用漂白粉溶液认真洗手,直到手上的尸体味消失为止。通过这个干预措施,使该院产妇由产褥热而引起的病死率大幅下降。这大概是最早提出的洗手原则预防医院感染。但遗憾的是他的研究成果《产褥热的病原学观点和预防》于13年后的1861年才得以发表。今天这一看似平常的"洗手",在当时却是经历了漫长的过程才被人们所接受。

从上述事例中可以看到,人们开始意识到医院感染的危害,并采取一些措施进行控制,例如手卫生、隔离和个人防护用品的使用,这些基础感染控制措施的应用为当时的医疗手段增加了更多治愈的希望。而这些最原始的感染控制措施到现在仍是我们医院感染管理的重要内容之一。虽然在当时取得了较好的效果,改善了患者的预后,但是,大家尚未认识到医院感染是由微生物的传播所致。

(二) 细菌学时代

1864年,法国微生物学家巴斯德(Pasteur L)在显微镜下发现了微生物,提出伤口感染是由于空气中存在的微生物导致的,并创立了巴氏消毒法,采用过滤、加热或通过化学剂杀灭微生物,从而控制感染。英国外科医生李斯特(Lister J)在巴斯德的启发下,进一步探索防止术后感染的方法,指出术后切口化脓是微生物作用的结果,杀死微生物,感染可以得到控制,并创立了李氏外科消毒法。1867年,李斯特发表了著名的《实施手术的消毒原则》,首先阐明了细菌与感染之间的关系,并最早提出了消毒的观念,认为缺乏消毒是手术后发生感染的主要原因,细菌通过医疗器械、敷料等进入伤口引起感染。他提倡在进行手术或更换敷料时,用苯酚溶液喷雾消毒空气,使用苯酚浸湿的纱布覆盖伤口预防感染;患者的皮肤、医生的手、使用的器械都用5%苯酚溶液消毒。他还提出了一系列预防伤口感染的措施,包括:医生应穿白大褂、手术器具要高温处理、手术前医生和护士必须洗手、患者的伤口要在消毒后绑上绷带等。通过这些措施,他所做的手术患者因感染而死亡的病死率从45.7%降到15%,有效地控制了感染。

随着外科手术的发展,越来越多的外科医生开始探索预防外科术后感染的方法,从而促进了无菌技术和消毒方法的进一步发展。在对无菌技术进行探索的过程中,人们逐渐认识到医生的穿着会对伤口产生影响。1883年,德国医生古斯塔夫·诺博(Gustav Neuber)发明了无菌手术衣和帽子。1889年,美国外科医生威廉·斯图尔特·霍尔斯特德(William Stewart Halstead)在约翰·霍普金斯(John Hopkinks)医院工作时,因其未婚妻(手术室护士)对升汞洗手过敏,便委托固特异(Goodyear)公司制作了橡胶手套,从此开创了外科手术时戴手套的新纪元。1891年,德国普鲁士的厄斯特·冯·伯格曼(Ernst von Bergmann)提出用热力灭菌来消毒器械,从而推动了无菌技术的发展。1897年,波兰医生来库里奇提出,在为患者做手术过程中外科医生应该将自己的口腔、鼻腔、胡须用一层纱布遮住以避免唾液飞溅到伤口上,于是口罩开始推广。从此,无菌术和消毒开始在医院中大量应用,有效地降低了术后感染的发病率。

在19世纪90年代的英国,手术室中有观众席的设置,成群的医学生在这里观摩手术,但并没有意识到他们在扩散细菌,使得世界上很多地方仍把手术室称为"剧院",手术室地板为暴露的木质地板,洗手池、容器、暴露的管道都反映出那个年代对污染控制几乎一无所知,外科医生仅穿着长袍式手术服,不戴手套、帽子、口罩。在1907年前后,外科医生已戴着手套和口罩,而口罩则是戴在鼻下。直到20世纪30年代末期,人们才认识到把口罩戴到鼻上更佳。此时也有了便于消毒和清洁的水磨石地面和贴面墙,也是首次将建筑布局作为感染控制的基础措施应用到手术室的管理中。

近代护理学创始人英国的南丁格尔(F. Nightingale)在1853年的克里米亚战争中率领护士到前线医院为伤病员服务。当时医院的管理不善,卫生条件很差,伤员病死率高达42%。在她的管理之下,仅用了6个月的时间,便使前线医院伤员病死率下降到2.7%。南丁格尔强调良好的建设、卫生与管理可使患者获得更好的护理,于是在医院开展护理改革,建立了医院感染管理制度,采取隔离、病房通风、戴手套等措施,对医院的环境卫生管理、病房的建设、床位的数量、清洁设备和管理布局等进行了整顿。这是医疗事业界非常突出的成果。南丁格尔所做的工作开创了护士负责医院感染监测工作的先河,也是将医院感染管理进行系统化实践的第一人。

多年来,医院感染预防控制的注意力主要集中在预防外科术后感染方面,在对其他医院感染的危险因素和预防控制的研究方面,有两项工作值得一提。19世纪早期,外科医生辛普森(Simpson)对患者截肢后感染死亡率进行监测,发现医院规模越大,发生医院感染的机会越多,并且其发病率与医院规模有很大的相关性。库斯伯特·杜克斯(Cuthbert Dukes)在1929年注意到了直肠手术患者放置导尿管,结果无一例外地发生了感染,在详细论证后,他提出根据尿中白细胞数来判定尿路感染的诊断方法和标准,为医院感染的诊断奠定了基础。这也是医院感染监测和研究的雏形。

细菌学时代人们对医院感染的认识逐步加深,医院感染防控管理走上新的台阶。人们认识到医院感染是由环境中的高毒力微生物引起,并可在患者间传播。采取切断传播途径的方法可有效控制感染的发生,如塞麦尔维斯医生消毒双手、李斯特医生的消毒与无菌技术、南丁格尔的改善卫生条件和隔离感染患者等都是为了切断传播途径,这些措施控制了患者间的交叉感染。

(三) 抗生素时代

随着微生物的发现和医学微生物学的发展,人们开始探索研制各种微生物的药物并应用于临床,也就是我们目前所称的"抗生素"。因此抗生素时代是紧随微生物时代后的必然产物。

1928年,英国弗莱明发现了青霉素,并于20世纪40年代制造成功,到了1946年,青霉素已经被广泛应用于临床,从此进入了抗生素时代,有效地预防与控制了感染性疾病,但相应也削弱了医院对无菌技术和消毒技术的重视。此外,由于抗生素的大量应用,导致耐药菌的出现。在20世纪40年代前的医院感染几乎都是革兰阳性球菌;在20世纪50年代,人们发现革兰阳性球菌已对多种抗菌药物(青霉素、链霉素)产生耐药;从20世纪60年代起,医院感染的主要病原体从革兰氏阳性球菌逐渐转化为革兰阴性杆菌、肠球菌及其他病原菌。抗菌药物的长期使用使细菌产生耐药性,用药后仍有感染发生,并且难以消除。

20世纪50年代在欧美首先发现耐甲氧西林金黄色葡萄球菌(MRSA)感染,这种感染很快席卷了全球,造成世界范围的流行。MRSA的流行引起了美国疾病控制中心(CDC)的高度重视,于1958年召开了关于MRSA感染的全国性学术会议,分析了感染暴发的原因,并且制定了感染暴发的整套措施,有效控制了MRSA的流行。这次会议从微生物学监测和流行病学监测、控制措施到医院感染管理都建立了雏形,并由此揭开了现代医院感染管理研究的序幕。而后,广大医务人员再次把注意力转到无菌技术和隔离措施上来,并与抗生素相结合来解决医院感染问题。

(四) 现代医院感染管理时代

20世纪70年代后,免疫抑制剂的应用和侵入性操作等各种危险因素的增加,极大地增加了医院感染的机会,也给医院感染防控工作带来新的挑战。随着各个国家对耐药菌感染控制的深入,医院感染预防与控制工作进入了有组织、系统化、科学化、规范化发展的道路。

1. 开展医院感染监测

为了全面地控制医院感染的发生,世界各国,首先是在西方发达国家开始有组织地开展医院感染监测活动。最早提出用流行病学方法建立医院感染监测系统的国家是美国。早在20世纪60年代末,美国疾病预防控制中心(CDC)就组建了由8所医院参加的医院感染监测试点工作,取得经验后,于1970年召开了第一次医院感染国际会议,重点探讨医院感染监测的重要性。1974年,美国CDC建立了世界上第一个由80所医院组成的全美医院感染监测系统(NNIS),以全面了解医院感染的流行病学特点,包括医院感染的发病率、时间分布、感染部位、高危因素、病原体及其耐药性等,为医院感染的防控提供了科学依据。2005年,美国CDC将NNIS系统与透析监测网(DSN)、国家医务人员监测网(NaSH)3个监测系统进行整合,形成了国家医疗安全网(NHSN),参与医院感染监测的医疗机构也从20世纪70年代的10余所医院增加到2007年的923所。通过监测,医院感染得到了较好的控制,其发病率一直控制在较低的水平(5%左右)。

美国在开展医院感染监测的同时,于1974年开展了著名的医院感染监测效果评价研究(SENIC),以评价医院感染监测及防控措施的成本效果和成本效益。该研究结果证实了医院感染监测本身就是一个有效的干预过程,不仅是降低医院感染发病率的过程,也是对临床及相关工作人员医院感染知识进行持续培训的过程。此外,该研究还发现医院感染监测具有很好的成本效益,约1/3的医院感染是可预防的,将医院感染发病率降低0.3%所节约的医疗费用就足以支付医院感染防控工作的开支。

全院医院感染监测在占用大量的时间和资源的同时,却无法对所有影响因素进行危险度分层或调整,不能实现医院、区域或国家间医院感染水平的比较。鉴于此,1986年美国CDC在10余年医院感染监测的基础上提出在全面综合性监测的基础上开展目标性监测,主要包括成人和儿童ICU医院感染的监测、新生儿医院感染的监测和外科手术部位感染的监测等。1999年,NNIS系统取消了全院医院感染监测模块,将监测的重点转移到ICU和抗菌药物监测等目标性监测。这些监测方法现已得到公认,被全球各国所采纳,并显示出较好的医院感染防控效果。

20世纪90年代,法国、英国、德国、加拿大、澳大利亚等发达国家继美国之后分别建立了各自的医院感染监测系统。1995年,德国在NNIS的基础上建立了第一个国家医院感染监测系统(KISS),包括ICU、新生儿ICU、手术患者及骨髓/造血干细胞移植患者4个监测内容,医疗机构自愿参与该系统。成立于2000年的ICNet公司组织研发的医院感染案例管理与监控软件,受到英国国民保健署(NHS)推荐,英国已有超过80个医疗机构参与其中。该监控软件包括了患者基本信息、感染控制过程、感染病原体、疫情、感染控制医师信息、感染场所历史记录和手术切口部位监控,共7个模块。澳大利亚医院感染标准化监测(HISS)系统与医院信息系统建立了良好的连接,直接通过网络收集医院感染的资料,在实现实时监控的同时节省了大量人力资源。

2. 制定医院感染防控指南

在医院感染监测的基础上，人们不断总结经验，扩大防控的效果，使医院感染防控工作科学化、系统化和规范化，美国CDC制定了一系列医院感染的防控指南，如《医院感染监测指南》《医院消毒指南》《医院隔离技术指南》《医院感染不同目标性监测的指南》《医务人员防护指南》，主要感染部位如呼吸机相关肺炎感染、导尿管相关尿路感染、中央静脉导管相关血流感染、手术部位感染的预防指南等，这些指南对美国医院的医院感染防控工作给予指导和反馈，也为其他国家开展医院感染管理工作提供了参考和借鉴。

3. 开展医院感染防控的学术交流

近年来，随着多重耐药菌感染的增加、易感人群的增多、侵袭性操作和介入诊疗操作的普遍应用，医院感染成为现代医院所面临的重大挑战，不同医院、地区、国家之间的学术交流日益频繁。各个国家相继成立了医院感染相关的学术团体，如英国和日本的医院感染学会、美国的医院感染工作者协会、我国的中国医院协会医院感染管理专业委员会等，每年都开展较高水平和卓有成效的学术交流。不少国家成立有专门的医院感染管理研究机构，国际上有国际医院感染联合会，美国有疾病控制中心及医院评审联合委员会（JCAH）。他们制定了分析医院感染的各项原则，还拟定了医务人员操作规范和医疗保健机构的各种管理条例，采取有效措施来预防医院感染。同时不少国家出版了学术著作并设立了医院感染方面的学术期刊，如美国的《医院感染管理》《美国感染控制杂志》《感染控制和流行病学杂志》《综合医院隔离技术的应用》和英国的《医院感染杂志》。世界卫生组织还编印了有关预防医院感染的书籍，制定了《医院感染预防和监测指南》《医院感染检验方法指南》等，并推荐美国CDC的《医院感染的判定和分类标准》供各国参考，举办了许多培训班。这些学术交流活动丰富了医院感染管理的理论和实践，进一步引导医院感染管理工作走向系统化、科学化、规范化。

4. 加强多重耐药菌感染控制

随着抗菌药物在临床的大量使用,人们就开始了开发新的抗菌药物和细菌不断产生对新的抗菌药物耐药的斗争,而在这项斗争中,人们往往显得无可奈何,如目前一些细菌不仅对多种抗菌药物耐药,如 MRSA、产超广谱 β-内酰胺酶的革兰阴性杆菌等,甚至出现了泛耐药的细菌,如对万古霉素耐药的金黄色葡萄球菌、肠球菌,泛耐药的鲍曼不动杆菌等。因此,现在已经加强了对耐药菌的控制措施,包括加强对耐药菌的监测,控制耐药菌的传播如加强手卫生、严格实施隔离措施、切实遵守无菌操作原则、加强环境清洁消毒,规范抗菌药物的合理使用,加强医务人员的培训等,同时加强对医疗机构的监管。目前一些国家已建立全国细菌耐药性监测网,监测细菌耐药性的变化及发展趋势,为遏制细菌耐药提供科学依据,由此可见耐药菌的控制已引起国际社会的高度重视,一个更加广泛控制耐药菌感染的国际联盟正在形成。

二、中国医院感染管理发展史

(一) 古代

1. 古代对疫病的认识

中国古代将播散性的感染性疾病称之为"疫",汉朝许慎《说文解字》中"疫"解释为"民皆疾也",晋朝吕忱《字林》中"疫"解释为"病流行也",相当于现代医学中的传染病,诸多古籍中均有相关记载,例如"瘟疫""疫疠""疫病"和"大疫"等。

古人对传染病的认识可追溯到西周时期,《周礼》中记载:"四时皆有疠疾……秋时有疟寒疾……凡民之有疾病者分而治之",当时已认识到传染病一年四季都可发生,或与时令之气的不正常相关。在《礼记》中记载:"孟春……行秋令则民大疫""季春……行夏令则民多疾疫"。而后,古人认识到瘟疫常爆发于自然灾害后,《晋书·食货志》中记载"又大疾疫兼以饥馑……流尸满河白骨蔽野",明朝的荒政文献中记载"大荒之岁,必有疾疫",灾害后的疫病的发生致民众大量死亡。统治阶级也意识到灾害后要防治疫病,但由于对传染病认知有限,对此并无有效的防控措施,一旦流行,病死率极高,曹植《说疫气》中记载"建安二十二年,疠气流行,家家有僵尸之痛,室室有号泣之哀。或阖门而殪,或覆族而丧……"

历史上有很多著名医学家对"疫病"均有不同认识,对防控也各有心得。比如在张仲景《伤寒论》、晋朝葛洪《肘后备急方》、隋朝巢元方《诸病源候论》、唐朝孙思邈《千金要方》等均对疫病的病因、分类、流行趋势等进行了不同的阐述,提出了不同的预防和治疗方案,各有所长。在历史上经历了无数次疫病流行后,一直到明朝才有相对完整的系统性的理论知识,这与明朝作为历史上大自然灾害及瘟疫发生次数最多的朝代密切相关。到了明朝时期,我国政治、经济、文化、科技均是历史上最鼎盛的朝代,遥遥领先世界各国,医学亦不例外。明朝著名医学家吴有性在经历了明末多次瘟疫大流行后,结合自身实践,对瘟疫的病因、发病机制、传染途径、症状、治疗及预防进行了相对全面的总结,编写出我国第一部传染病专著《温疫论》,对比现代医学对传染病的认识,有很高的正确性和先进性。书中提出"戾气说",认为每种传染病有其独特的致病因子;并提出"戾气"的传染途径可以"自天受"或"传染受";疫病既可"流行",也可"散发";"戾气"有特异性,只有某一特异的戾气才引起相应的传染病,不同"戾气"具有侵犯一定脏器的特异性,人或动物对某种戾气也具有不同感受性;提出"能知以物制气,一病只有一药之到病已";还提出"正气充满,邪不可入",机体抵抗力强,则虽有接触传染的可能,但不大会发病。如"本气适逢亏欠,呼吸之间,外邪因而乘之",机体抵抗力减低,又受到传染,则可以发病。这在当时还不知何为"细菌""病毒"的医学背景下,凭学识与经验做出这样的猜想已属非常不容易了。

2. 疫病防控发展史

在古代,由于认知上的局限,虽然没有系统的疫病防控理论与措施,但早在春秋战国时期有关律法的竹简中就有疫病防控的影子。据1975年在湖北省出土的《睡虎地秦墓竹简·法律答问》中记载:"城旦鬼薪疠何论?当迁疠迁所",也就是说在秦朝就有律法规定:得了麻风病的人要转移至"疠迁所"进行隔离。哪怕是在当时的医疗条件下,被转移至"疠迁所"的麻风患者得不到任何治疗,只能在被隔离中等死,但"疠迁所"仍是世界上第一个隔离麻风患者的场所,隔离的措施从一定程度上避免了传染病的播散,也是古代最早的医院感染防控手段。到了隋唐时期,麻风病曾一度大流行,一些寺院开辟了"疠人坊"以收留无家可归的麻风患者,据《续高僧传》卷二《那连提黎耶舍传》中记载:北印度乌苌国来华僧人那连提黎耶舍"于汲郡西山,建立三寺……收养疠疾,男女别坊,四事供奉,务令周给。""疠人坊"在当时不仅是隔离麻风患者的场所,还予以一定治疗,无论成效,这在某种形式上就相当于"麻风病专治医院"。

到了宋朝时期,经济、文化、教育都到了鼎盛,同样,生活品质的提升也推动了卫生经济的发展。比如对于粪便的处理,欧洲就曾因为胡乱在河水中倾倒粪便污染饮用水以致霍乱流行,而在中国却没有类似现象发生。这是因为,一方面,古人认为粪便是最好的天然肥料,自然形成了收集污物并运输贩卖的服务业。据记载,在南宋时,杭州就已有专人收集和运送城市人粪,宋朝吴自牧在宋朝灭亡后缅怀南宋都城临安(今杭州)的城市风貌而编写的《梦粱录·诸色杂买》中记载:"户口繁伙,街巷小民之家,多无坑厕,只用马桶,每日自有出粪人瀽去,谓之倾脚头,各有主顾,不敢侵夺。或有侵夺,粪主必与之争,甚者经府大讼,胜而后已",虽然古人并不知粪便能传播疾病,但粪便的集中收集处理有力地保障了城市的清洁卫生,无形中避免了部分粪—口传播的疾病通过水源在人群中的感染播散。另一方面,中医和茶文化发展对于沸水的推崇及对水质的追求功不可没,自然不可能随意倾倒粪便来污染生活饮用水。在中医汤剂的应用中,诸多古代医家认为水是汤剂成败的关键,汉朝张仲景《伤寒论》中就将煎药用水分为泉水、井华水、东流水、潦水、浆水、甘澜水、普通水等,认为不同的汤剂煎药时用不同水才能达到最佳疗效;唐朝孙思邈《千金要方》中记载:"凡煮汤,当取井华水";北宋年间太医院编写的《圣济总录》中记载:"凡煎药当取新水,令其清洁";明朝李时珍《本草纲目》中记载:"其水须新汲味甘者,流水、井水、沸汤等,各依方,详见水部""陆羽烹茶,辨天下之水性美恶,烹药者反不知辨此,岂不戾哉!"。在茶文化的发展中,唐朝陆羽《茶经》中指出:煮茶时取水当取清洁用水,"其山水拣乳泉、石池漫流者上……其江水,取去人远者,井,取汲多者";煮茶需煮沸,"其沸如鱼目,微有声,为一沸,缘边如涌泉连珠,为二沸……"饮茶有益身体健康,"茶之为饮,发乎神农氏"。中医和茶文化潜移默化地影响了人民的饮食习惯,以致我国人民自古以来习惯了不食"生水""脏水"。古人虽然不明白高温杀菌灭菌的道理,但这些生活习惯无形中避免了诸多水源性传染病的传播。

然而,宋朝时期仍然是有疫病发生的年代,虽然宋朝经济发展快,但城市聚集人口多,流动人口亦多,疫病常随流动人口快速传播至各地,波及当地原住民,致使民众大量死亡。好在足够的钱财为政府开办医事组织和救济机构创造了物质条件。据《宋会要辑稿》中记载,宋朝设有翰林医官院、惠民和剂局、御药院和太医局,并制定了比较健全的医事制度和法规。其中翰林医官院医生数量多,有驻泊医官制度,常常受皇帝的指派到各地探察、救疗百姓,是疫病防治的主力军。据《宋史》及《宋会要辑稿》中记载:"(公元1164年)淮甸流民二三十万避乱江南,结草舍遍山谷,暴露冻馁,疫死者半,仅有还者亦死,是岁,浙之饥民疫者尤众",而后朝廷命"行在翰林院差医官八员,遍诣临安府城内外,每日巡门体问看诊,随证用药,其药令户部于和剂局应副",皇帝和地方官员均在疫病防治中都发挥了积极的作用。据《宋史》中记载,北宋年间就出现了官办救助机构"福田院",不仅收留鳏寡孤独,还兼医疗场所;同时,诸多达官贵人也自掏腰包做慈善建立"养济院"。比如南宋宗室名臣赵汝愚"捐私钱百余万创养济院,俾四方宾旅之疾病者得药与食";大文学家苏轼在杭州当太守的时候,赈济灾民、开办"安乐坊",这是我国最早的民间救济医院。宋朝周煇《清波杂志》中记载:"苏文忠公知杭州,以私帑五十两助官缗,于城中置病坊一所,名安乐,以僧主之,三年医愈千人,与紫衣",而后朝廷将安乐坊收编官办并改名为"安济坊",并在各地设置安济坊,专为穷人治病;一些地方的乡绅和富人群体在疫情肆虐的时候也主动捐钱捐物,"出力为席屋,一夕成二千五百间,并灶器用皆具";这些机构在疾疫时期均起到了负责安置、隔离和救治患者等作用,部分机构延续至明清时期。

到了明朝时期,无论是经济、科技、文化、贸易均代表着当时人类文明发展的最高水平,与此同时,明朝也是自然灾害最频繁的时期,清朝严如熤《汉南续修郡志》中记载,"崇祯元年,全陕天赤如血。五年大饥,六年大水,七年秋蝗、大饥,八年九月西乡旱,略阳水涝,民舍全没。九年旱蝗,十年秋禾全无,十一年夏飞蝗蔽天……十三年大旱……十四年旱。"自然灾害后常伴随大瘟疫流行,据《明史》中记载,从1408年到1643年,发生了19次瘟疫大流行,在当时的医疗水平下,并无完善的系统性的自上而下的疫病防控措施,政府与民间的医事组织和救济机构在多次大瘟疫面前螳臂当车,赈灾防疫措施杯水车薪,人口死伤过半,多次瘟疫大流行拖垮了整个王朝。明末鼠疫大暴发,蔓延广,明末著名医学家吴有性在《温疫论》序中记载"崇祯辛巳,疫气流行,山东、浙省、南北两直,感者尤多。至五六月益甚,或至阖门传染。"面对鼠疫,"死亡枕藉,十室九空"。据《潞安府志》中记载:"病者先于腋下股间生核,或吐淡血即死,不受药饵,虽亲友不敢问吊,有阖门死绝无人收葬者。"清朝夏燮《明通鉴》中也有记载:"京师大疫,死者无算。"死亡人数已经多到无法计算了。据史书统计明末鼠疫,感染了大量士兵,明军折损大半,以致亡国。

3. 古代疫病防控措施

(1) 清洁消毒

古代亦有清洁消毒的感染防控措施,大致分为对人体表面的清洁消毒、对周围环境的清洁消毒以及对医用器具的消毒。总结各家医学典籍,古代对于一般的感染性疾病以及疫病时体表的清洁消毒,常用的方法大致有熏蒸法、洗浴法以及涂敷法;对周围环境的清洁消毒大致可分为烟熏法与佩挂法;对中药器具一般用水煮、火炙或烧酒进行消毒。

① 熏蒸法:将药物放在器具里加水煮沸后,找好合适的姿势,把要蒸熏的部位放在器具以上用药液蒸汽熏蒸,通过由源源不断的热药蒸汽以对流和传导的方式直接作用于熏蒸部位产生药效,以达到消毒或防疫的

作用。随马王堆汉墓出土的战国时期的《五十二病方》中就有熏蒸法进行清创、消毒的记载;《黄帝内经》作为先秦时期中国最早的医学典籍之一,其《灵枢·痈疽》中记载了一种皮肤化脓性疾病叫败疵,可以熏蒸法治疗:"发于胁,名曰败疵……锉䔖草根各一升以水一斗六升煮之……厚衣坐于釜上,令汗出至足已";汉朝张仲景《金匮要略》中记载了一种溃疡病名为"狐惑病",由"湿热郁蒸,化腐生虫,虫毒腐蚀"所致(在古代尚未认识到细菌的时候,认识到感染性疾病,并将感染源命名为"虫",已经是非常先进的了),故用熏蒸法"杀虫"治疗(抗菌治疗):"蚀于下部则咽干,苦参汤洗之……去滓熏洗,日三服"、"蚀于肛者,雄黄熏之"。晋朝葛洪《肘后备急方》中记载了许多治疗霍乱的方法都与熏蒸治疗有关。"治霍乱心腹胀痛……浓煮竹叶汤五六升,令灼已转筋处……若两臂脚及胸胁转筋,取盐一升半,水一斗,煮令热灼灼尔"。元朝许国祯《御药院方》亦记载了治疗痔疮的熏蒸药方。

② 洗浴法:用清水洗浴或用中药洗浴,早在春秋战国时期就有洗浴治疗皮肤感染的记载。如《礼记》中记载:"头有疮则沐,身有疡则浴"。古代医生在对外伤治疗时亦用干净的水清洗伤口以避免伤口感染,《三国志》中提到华佗做开腹手术"病若在肠中,便断肠湔洗,缝腹膏摩";产妇分娩时有经验的接生婆会用煮沸过的水替产妇擦洗血水,同时自己也要不断地洗手,以避免感染。中药洗浴是指即用中药汤液洗浴全身或局部,加热的药液直接作用在有病的部位产生药效,以达到消毒或防疫的作用。中药洗浴由来已久,诸多古籍均有记载,《肘后备急方》中记载了许多药浴法治疗皮肤软组织感染的方子:"疽疮骨出……洗,后敷""赤龙皮汤,洗诸败烂疮方……洗了则敷膏""治痈疽……水煮棘根汁,洗之"等;《千金要方》中也记载了许多小儿感染性疾病的药浴方子:"治小儿火灼疮,一身尽有如麻豆,或有脓汁……作汤洗之""治小儿上下遍身生疮方……以水二斗,煮取一斗,以儿洗浴""治小儿风瘙瘾疹方……令小沸,浴之"等,亦有防治疫病的药浴方子:"凡时行疫疠,常以月望日,细锉东引桃枝,煮汤浴之"。

③ 涂敷法:将药物混合后涂抹或敷在局部皮肤,药物直接透皮吸收产生药效,以达到消毒或防疫的目的。《肘后备急方》中亦记载了许多外敷涂抹治疗皮肤感染的方子,不同配方取不同中药如鹿角、黄檗、鸡子、半夏、苦酒、柳根皮等,或直接捣烂或煮熟后捣烂,成"末","敷"或"涂"在患处,"令成膏适冷热,贴帛,拓肿上"、"以苦酒和,涂纸上,贴肿验";《千金要方》中亦记载了一系列小儿感染性疾病外敷的方子:"治小儿丹毒方,捣慎火草,绞取汁涂之""治小儿半身皆红赤……牛膝、甘草……和伏龙肝末敷之"、"治小儿头疮……以皂荚汤洗敷之"等。

④ 烟熏法:当疫病流行时,古人常用烟熏法进行空气消毒,即用一定的药物燃烧后产生的烟气上熏,来杀灭空气中的致病因子以达到环境清洁的目的,常用的防治疫病的烟熏药物有艾叶、菖蒲、雄黄、雌黄、朱砂等。在民间有端午节前焚烧艾叶、菖蒲等来驱疫避秽、阻断风寒湿暑之邪的传统,一直流传至今。南北朝时期的梁朝宗懔编撰的《荆楚岁时记》中记载"五月五日……采艾以为人,悬门户上,以禳毒气",这可能是世界上最早关于用药物进行空气消毒法的记录。古时候人们虽然并不知道原理是什么,却并不妨碍民间智慧实践出真知。《千金要方》中亦记载了诸多烟熏防疫的方法:如"太乙流金散,辟温气方,雄黄、雌黄……若逢大疫之年,以月旦青布裹一刀圭,中庭烧之。温病患亦烧熏之。""杀鬼烧药方,辟温气,雄黄、丹砂、雌黄、羚羊角……朝暮及夜中,户前微火烧之。""虎头杀鬼丸,辟温方,虎头、朱砂、雄黄……悬屋四角,晦望夜半,中庭烧一丸。""辟温杀鬼丸……正旦门户前烧一丸。"现代科研也证明菖蒲、雄黄、朱砂等中药有杀灭和抑制病菌的作用。

⑤ 佩挂法:即将不同配方的中药佩戴在身上比如胸前、臂上、腰间等部位,或悬挂在房屋内比如床头、门上,依赖药物持续释放气味来净化周围空气并防御疫病侵袭。佩挂法作为中医独有的基础防疫手段在民间应用最为广泛,尤其是一些无须加工的草药,比如民间习俗端午前后门前、帐前悬挂或随身佩戴艾草、菖蒲的香囊,民间还常用丁香、薄荷、白芷、苍术、佩兰、雄黄等中草药按不同配方做成香囊以驱散周围污浊空气、抵御

疫病,现代医学证明部分植物散发的香气甚至于抑菌杀菌的效果;《千金要方》中记载了许多辟瘟方:"太乙流金散……一两带心前,并挂门户上"、"虎头杀鬼丸……绛袋盛系臂,男左女右,悬屋四角"。宋朝朱肱《伤寒类证活人书》亦记载"老君神明散,辟疫疠……缝绢囊盛带之,居间里皆无病""务成子萤火丸,作三角绢囊盛五丸,带左臂续添"。

⑥ 医用器具消毒:中医外科学历史悠久,在治疗中有很多反复使用的器具,比如中医外科手术时用的刀具、针灸时使用的针具、分娩时用的剪刀等。即便早在三千年前就有中医外科外治疗的历史记载,如《五十二病方》里面已提到用刀割治内痔的手术,《周礼》中所记载的"疡医",主治肿疡、溃疡、刀伤和骨折等,《黄帝内经·灵枢》中记载"九针十二原",但却没有这些医用器具如何清洁消毒的记载。《黄帝内经·素问》中提到对针灸用具的要求是"针耀而匀",以便于针刺操作,而要保持"针耀而匀",离不开平日清洁保养,具体方式不为所知,但也仅仅是保持基本清洁。晋朝皇甫谧《针灸甲乙经》作为我国现存最早的一部针灸学专著,汇总了《素问》《灵枢》(即《针经》)《明堂孔穴针灸治要》三书中有关针灸部分,对针灸学发展起到了承上启下的作用,皇甫谧在序中写道:"今有《针经》九卷,《素问》九卷,……亦有所亡失,其论遐远,然称述多而切事少,有不编次……又有《明堂孔穴针灸治要》,皆黄帝岐伯选事也,三部同归,文多重复,错互非一……乃撰集三部,使事类相从,删其浮辞,除其重复,论其精要,至为十二卷",该书对各种针灸治疗的疾病进行了分类并阐述了人体经脉、不同疾病的病症、如何取穴、如何针法、以及适应证和禁忌证,唯独缺乏针灸用具清洁消毒方面的叙述。直到元朝开始运用"煮针法",元朝危亦林《世医得效方》中提到用乌头、巴豆、硫黄、麻黄等药物"煮针"的方法,据明朝徐春甫《古今医统大全》中记载:"煮针一法,素问原无,今世用之,欲温而泽也,是亦有益而不害,故从之,危氏书用乌头、巴豆各一两,硫黄、麻黄各五钱,木鳖子、乌梅各十个,同引入水,用砂锅内或罐煮一日,洗择之。再用止痛药没药、乳香、当归、花蕊石各半两,又如前水煮一日,取出用皂角水洗,再于犬肉内煮一日,仍用瓦屑打磨净。端直,

松子油涂之。"明朝朱橚《普济方·针灸》及明朝李梴《医学入门》中亦记载了类似的"煮针法"。即便"煮针法"本意是为了炼制金属"以解铁毒",事实上"煮针"仍起到了消毒作用,是世界上最早的针具消毒法。诸多医学古籍对其他中医外科手术的记载亦限于病症及治疗方法,未见手术器具的清洁消毒的叙述。但手术器具的清洁消毒的方式可以从民间产妇分娩时"稳婆"剪脐带的剪刀的清洁消毒处理方式中推断出来,比如用沸水烫过或煮过、用火灸、也有用烧酒擦拭或浸泡消毒,如何操作往往一脉相承、各医家不尽相同,无统一的标准,这些简陋的"清洁消毒"措施虽然在一定程度上减少了感染,但由于清洁消毒不规范,亦有很多感染现象发生。比如在民间,新生儿出生后很容易得破伤风,破伤风多在 4～6 天发病,因此民间称为四六风,因常于第 7 天死亡,社会上流传着"七天风,八天扔"的俗语。

（2）预防用药

预防用药即古时说的"未病先治",在尚未被感染之前,通过预先服用一定的药物,增强自身的抵抗力,避免感染、控制流行。隋朝巢元方《诸病源候论》中认为"人感乘戾之气而生病,则病气转相染易,乃至灭门",可以预服药以防之。《千金要方》中辟瘟篇亦记载了许多"治温病令不相染方":"屠苏之饮先从小起,多少自在,一人饮一家无疫,一家饮一里无疫,饮药酒得三朝,还滓置井中,能仍岁饮,可世无病。当家内外有井,皆悉着药辟温气也。""桃树中蠹屎末之,水服方寸匕"、"新布袋盛大豆一升,纳井中一宿出,服七枚"等。明朝万全在《片玉痘疹》卷五及《痘疹心法》卷十一中记载"代天宣化丸"的功能主治是"主小儿未出痘疹之前,用于预防"及"预防痘疹"。

（3）免疫接种

有古籍记载,早在宋朝(公元 998 年—1022 年)就有不知名人氏发明了"种痘术"预防天花。清朝朱纯嘏《痘疹定论》中记载:"宋仁宗时丞相王旦,生子俱苦于痘,后生子素,召集诸医,探问方药。时有四川人清风,陈说:峨眉山有神医能种痘,百不失一。不逾月,神医到京。见王素,摩其项曰:此子可种!即于次日种痘,至七日发热,后十二日,正痘已结痂矣。由是王旦喜极而厚谢焉。"只是具体方法并未流传下来。天花作为烈性传染病,在发明"人痘接种术"之前,能否活下来听天由命,病死率极高。晋朝葛洪《肘后备急方》中记载:"比岁有病时行,仍发疮头面及身,须臾周匝,状如火疮,皆戴白浆,随决随生",明朝万全《痘疹心法》中记载:"嘉靖甲午年春,痘毒流行,病死者什(十)之八、九"。但确切的"种痘术"始于明朝,并自此广为流传,清朝俞茂鲲《痘科金镜赋集解》中记载:"种痘法起于明隆庆年间……由此蔓延天下,至今种花者,宁国人居多。"明朝开展的这项突破性的"种痘术"就是"人痘接种术",即取天花患儿身上的痂或脓汁作为"时苗",吹到接种者的鼻孔内,使之感染轻症天花(相当于减毒活疫苗),而后产生免疫力以预防重症天花。限于当时医疗水平,一开始"时苗"毒力强,"种痘"风险非常大。清朝张琰《种痘新书》中记载:"苗顺者十无一死,苗凶者十只八存",在一代代"种痘"经验的累积,培育出了"熟苗"后,"种痘"技术逐渐成熟,风险明显下降。"种痘者八九千人,其莫救者二三十耳"。到了清朝,康熙皇帝的大力推广"人痘接种术",并通过俄罗斯传入欧洲,清朝俞正燮《癸巳存稿》中记载:"康熙时(公元1688年)俄罗斯遣人至中国学痘医",而后,英国人爱德华·加纳(Edward Jenner)在1796年受"人痘接种术"启发试种牛痘成功,才有了更安全有效的"牛痘接种术"。

(二) 近代

中国近代感染防控受西方传教士影响诸多,西方医学的大规模传入,为国人打开了新世界大门。在民间,大量医学团体得以建立,如1886年中国博医会、1904年创办中国红十字会、1909年成立中华护士会等;另外,民国政府对医学尤为重视,大量医学院校、现代医院的建立对现代医学的推进起了不可磨灭的作用。其中细菌学、消毒学以及抗生素的推广,国民政府中央防疫处建立后疫苗的自主研制都为近代感染防控带来了巨大的贡献。

近代中国在抗生素和疫苗研发方面,贡献最突出的是著名微生物学家汤飞凡。在他的带领下研发制造了第一批中国的狂犬病疫苗、牛痘疫苗、卡介苗、丙种球蛋白以及中国第一批临床级青霉素等。英国权威杂志《自然》(Nature)1943年有一篇关于国民政府中央防疫处的描写:"在昆明地区的另一处是国立中央防疫处,由中国最有才干的细菌学家汤飞凡医生主持……去年在这里生产了500万支伤寒疫苗,这个研究所还生产天花、白喉疫苗、破伤风类毒素和许多其他用品,包括诊断伤寒的肥达试验和梅毒的康氏试验所需的抗原。正在生产伤寒疫苗并有一试验性小工厂生产青霉素……"

(三) 中华人民共和国成立初期

1. 遏制鼠疫、消灭天花

1949年10月1日,中华人民共和国成立,中央人民政府政务院设立中央人民政府原卫生部。据原卫生部统计,当时"我国全人口的发病数累计每年约一亿四千万人,死亡率在千分之三十以上",半数死于鼠疫、霍乱、麻疹、天花、伤寒、痢疾和斑疹伤寒等,故而疫苗的大规模生产迫在眉睫。在时任中华人民共和国原卫生部生物制品研究所所长汤飞凡的带领下,在1950年春冀北地区鼠疫横行期间,只用了2个多月时间就赶制出了鼠疫减毒活疫苗900余万毫升,迅速遏止了鼠疫的流行;为了扑灭天花,大量生产天花疫苗,同时原卫生部于1950年10月15日颁发《种痘暂行办法》,规定"凡中华人民共和国境内之居民,不分国籍,均须种痘。婴儿应于出生后6个月内种痘一次,届满6足岁、12足岁及18足岁时应各复种一次。从未种痘者或逾规定之年龄而未复种者,应补种一次。凡天花流行区域或其邻接区域,所有居民均应种痘"。我国在1961年消灭天花,早于全球消灭天花16年。

2. 其他预防接种

中华人民共和国成立后原卫生部在北京、上海、长春、兰州、成都及武汉组建了六大生物制品研究所,进行疫苗的研究和生产,同时负责周边行政区域的流行性传染病的预防和控制。在此期间,除了汤飞凡,还有许多科学家对疫苗的研制做出了突出贡献,比如病毒学家顾方舟教授于1962

年研制成功脊髓灰质炎减毒活疫苗(脊灰糖丸),并在自己及儿子身上试验,证实安全有效后推广后,使脊髓灰质炎发病率大幅下降。至1994年我国消灭了脊髓灰质炎;肝病专家陶其敏教授带领的乙肝疫苗团队在1975年制造出了中国第一支乙肝疫苗,并在自己身上验证疗效,为成功研制出安全有效的乙肝疫苗做出了杰出贡献。

1963年,原卫生部首次颁发《预防接种工作实施办法》,全国各地逐步开展卡介苗、脊髓灰质炎、百白破和麻疹疫苗的预防接种工作,基层预防接种工作迅速发展,至1978年,全国不少地区装备了简易的疫苗冷藏、运输设备,开始实行计划免疫。

3. 全国卫生运动

中华人民共和国成立后国家领导人对卫生保健尤为重视,建立了以预防为主的全国性的卫生保健机制,注重基层卫生工作,发动开展了公共卫生运动:"除四害、讲卫生""预防为主、防治结合""消灭性病""改善环境""加强预防接种"等,使"人人讲卫生",彻底改善了民众的卫生观念。作为中国第一次卫生保健革命,成效显著,人平均寿命亦从中华人民共和国成立初期的35岁增加到了80年代早期的70岁。

4. 抗生素研制

中华人民共和国成立以来我国抗生素事业取得了蓬勃的发展。中华人民共和国成立前抗生素依靠进口原料分装,1949年刚解放,党和政府关怀人民的健康,上海陈毅市长亲自批准建立青霉素实验所(这就是上海第三制药厂的前身),从此开始有抗生素工业的萌芽。后来,上海第三制药厂有从单一生产青霉素逐步发展到生产四环素、灰黄霉素、红霉素、新霉素、制霉菌素、半合成青霉素、半合成头孢菌素、两性霉素、青霉胺等十多个品种,发酵水平青霉素比1953年增长21.2倍,四环素比1958年增长20.9倍,新霉素比1960年增长19.7倍,红霉素与灰黄霉素分别比1965年增长1.5倍与2.8倍,盐酸四环素畅销国外市场,并取得了国内外一致好评,有"中国黄"称号。

自青霉素问世以来,新的抗生素的不断被发现和使用,为感染性疾病的治疗提供了强有力的武器。20世纪70年代医学科学家甚至预言：人类将完全消灭对其有害的病原菌，它们将从人类居住的地球上消失。在我国，抗生素不仅成为临床各科医师最常用的一类药物，而且也成了普通百姓家庭中的必备药物。随着抗生素的普及和滥用，加速了耐药菌株的产生，曾经可以"杀一儆百"的抗生素越来越变得无用武之地。而面对这些超级细菌，人类似乎对它们并没有完全束手无策，科学家们不断在研制新的抗生素以针对这些更强的病原菌，医生们可以用这些更昂贵、作用更强的药物来制服它们。但与此同时，人们发现耐药菌种类在增加，耐药性越来越严重，耐药菌的传播速度越来越快，感染人群也越来越多。随着抗生素滥用所导致的耐药菌对人类的严重威胁，全球感染疾病专家们逐渐达成共识，抗生素必须从源头至各环节加以严格的限制和管理。

（四）现代

我国医院感染管理工作起步较国外晚，1986年国家原卫生部医政司组织召开了第一次全国感染研讨会，并举办了第一期"医院内获得性感染"培训班。由此从国家层面开启了我国医院感染的宏观管理的先河，使医院感染防控逐渐步入快速发展的轨道。医院感染发病率由1986年的9.7%下降到1999年的3.92%，医院感染现患率自2001年的5.22%下降到2014年的2.67%，取得了令人瞩目的成绩。纵观我国30年来医院感染管理工作和学科的发展，可以将其分为以下4个阶段。

1. 起步阶段（1981—1993年）

我国医院感染管理起步于20世纪80年代。

中南大学湘雅医院于1981年最早开始医院感染预防与控制工作，当时开展金黄色葡萄球菌和铜绿假单胞菌医院感染的预防控制研究。1985年率先成立医院感染管理委员会并配备2名专职人员和1名兼职人员，从事环境监测与医院感染病例监测、研究并采取控制措施预防医院感染。

1986年是中国医院感染管理的元年，这一年原卫生部医政司成立了"医院感染监控研究协调小组"，开启了国家层面有组织的医院感染管理工作。1988年，原卫生部出台了《建立健全医院感染管理组织的暂行办法》,要求各级医院建立医院感染管理组织,包括医院感染管理委员会、医院感染管理科和临床医院感染管理小组。1989年,原卫生部颁发《医院分级管理评审标准》中将医院感染管理列为其中一项评审指标,开始引起了各级各类医院对医院感染管理工作的广泛关注。在此期间还颁布了多部与医院感染防控相关的法规,如《传染病防治法(1989)》《消毒管理办法(1987)》《关于推广使用一次性注射器、输液、输血管、针的通知(1987)》和《消毒供应室验收标准》等,这些法规的颁布对推动我国开展医院感染管理工作起到了重要的作用。

1986年还有一项标志性的事件,就是组建了全国医院感染监控网。起初纳入监控网监测的医疗机构仅由17所医院和8所防疫站组成,用于系统监测医院感染发病率、常见感染类型、危险因素、常见病原体和耐药性;而后不断有医院加入监控网的监测。经过近8年的发展和扩充,至1994年加入监控网的医院达到了134所,每年大约监测80万名住院患者。

我国医院感染管理起步于监测,初期主要为回顾性调查,描述性研究,了解基本情况。其监测目的主要是:①建立医院的医院感染发病率基线;②初步建立全国性医院感染监控网络;③为医院管理制度制定提供理论依据;④进行不同医院间数据比较和分析;⑤开展医院感染流行病学研究;⑥探索并建立可供比较的医院感染指标体系。

随着医院感染管理和监测工作的开展,也开始进行相关的专业培训和学术交流。包括成立全国医院感染管理培训基地和相关的学术组织,开展医院感染防控相关研究,出版医院感染管理学术著作,创办医院管理学术期刊等,这些活动为医院感染管理学科的发展打下了一定的基础。1986年12月,原卫生部委托北京医科大学筹划创办了第一本感染管理的专业刊物《医院感染管理杂志》,这是我国最早的医院感染专业杂志,对各领域医务人员感染管理经验及研究成果的交流起到了重要作用。1987年,在河北保定组织召开我国第一届医院感染学术年会。1989年1月,中南大学湘雅医院被原卫生部医政司接纳为原卫生部医院感染监控管理培训基地,至2016年共主办124期学习班和63届进修班,为全国各地培训逾2万名医院感染预防与控制业务骨干。1989年10月,中华预防医学会流行病学分会成立了医院感染控制学组,1992年5月,学组升级为中华医学会医院感染控制分会。1989年11月,科学出版社出版了刘振声主编的《医院内感染及管理》,这是国内重要的医院感染管理专著,曾被原卫生部指定为医院感染管理人员培训教材,较全面地论述了医院感染管理的各个方面,对起步阶段的我国医院感染管理工作起到了较好的理论指导作用。

2. 逐步规范阶段(1994—2002年)

这一阶段医院感染管理工作有了国家规范。

1994年在大连召开中华医院管理学会医院感染管理专业委员会成立大会(即现在的中国医院协会医院感染专业委员会)及第一届全国医院感染管理学术年会,协助卫生行政部门拟定有关医院感染管理的标准和规范。同年,原国家原卫生部颁布我国第一部医院感染规范性文件《医院感染管理规范(试行)》,明确了医院感染管理的组织及其职责、医院感染监测的实施与要求,以及医院感染具体的防控措施;对医院感染管理的重点部门、主要感染部位和感染高风险环节提出了明确的要求,为医院感染工作的规范管理提供了法规依据,有力地促进了全国的医院感染管理工作,同时也标志着我国医院感染管理工作开始进入了规范化管理的时期。

1998年,湖南湘雅医院作为全国医院感染培训管理基地,受当时的原卫生部委托,负责全国医院感染监控网的日常工作,主要承担以下4个方面的工作:①负责医政司医院感染监控网的日常工作,包括监测资料的收集、统计、分析和向有关部门按时上报;进行现患率调查和监测结果的发布。例如《全国医院感染监控网1998—1999年监测资料分析》《全国医院感染监控网五年工作报告》。②及时向各监测单位进行信息反馈,并提出指导性意见和建议;每季度编印《医院感染监控信息》,反馈全国医院感染监控资料,介绍先进管理经验,受到原卫生部殷大奎副部长的称赞。③负责各地和医院感染监控网单位医院感染管理动态信息收集,并提供技术指导和咨询;按有关规定编制和发放"医院感染管理信息",促进交流。④为卫生行政主管部门制定有关医院感染管理政策提供咨询和依据。

2001年,国家原卫生部结合美国的医院感染诊断标准和我们国家的实际情况,颁布了《医院感染诊断标准(试行)》,代替了1986年翻译的美国版医院感染诊断标准。随后,原卫生部陆续修订、更新了一系列规范、标准、办法、条例和指南等,为医院感染的监测和控制提供了科学依据,也为我国医院感染管理工作的快速发展奠定了基础。

3. 快速发展阶段(2003—2011年)

这一阶段法规逐步完善,医院感染防控与国际接轨。

2003年,非典型肺炎(SARS)在我国暴发流行,导致医院感染暴发,医务人员感染占全国SARS临床确诊病例的18%,从中暴露出医疗机构医院感染管理工作的薄弱,引起了各级卫生行政部门和广大医院管理者对医院感染管理工作的高度重视,医院感染管理专业人员从幕后走到台前,医院感染防控工作进入快速发展期。

2006年6月,原卫生部颁布了我国第一部针对医院感染管理工作的部门规章《医院感染管理办法》,延伸了医院感染管理工作的内涵,加强了全国、省级等各层级医疗机构的组织管理、医务人员防护和监督管理,并增加了罚则。它的发布和实施,标志着我国医院感染管理工作逐渐步入法制化、科学化、规范化管理的轨道。

同年10月,国家标准委员会医院感染控制标准专业委员会成立,任务是建立和完善医院感染控制相关管理、评价、预防的技术标准和技术规范,进一步推动了医院感染管理的标准化建设。并于2009年首次一次性颁布了6项医院感染控制的行业标准,这些技术性行业标准不仅适合我国国情,具有科学性和可操作性;同时也参考了国际发达国家的医院感染防控要求,因此具有一定的先进性和前瞻性,与国际接轨。

如果说《医院感染管理办法》在宏观层面对医疗机构医院感染管理

做了明确规定,为标准提供了政策保障,那么医院感染管理标准委员会的成立以及其陆续发布的医院感染预防与控制相关行业标准,则从技术和操作层面对医院感染预防与控制的相关管理予以规范。

在此期间卫生行政部门还发布了一系列与医院感染管理相关的规范性文件,涉及内镜的医院感染管理,抗菌药物合理应用的管理,医院感染暴发的管理,重点部门、重点部位和关键环节的医院感染管理等;卫生行政部门在开展大型医院巡查、百姓放心医院的督查等各项检查中,均将医院感染管理作为重要评价内容;诸多措施齐头并进,有效地促进了医院感染管理工作在全国的快速发展。

同时医院感染管理的科学研究和学术交流也得到快速提升,发表的专业论文和专著数量明显增加,国内外的学术交流日益频繁,学术会议的规模在扩大,国内学者走出国门、请进国外专家成为常态,大大开阔了视野,开拓了思路,也不断地促进专业人员对学科发展的思考。

4. 系统推进阶段(2012年至今)

这一阶段医院感染管理工作有序推进。

2012年原国家原卫生部下发了《预防和控制医院感染行动计划(2012—2015)》。2013年5月,国家卫生计生委医院管理研究所医院感染质量管理和控制中心成立,开启了全国医院感染管理质控同质化、科学化、规范化、精细化、信息化的新里程。为进一步加强医疗质量管理与控制,完善医疗质量管理与控制体系建设,2015年4月又颁布了医院感染管理的质控指标,这些均标志着我国医院感染防控工作进入了主动的顶层设计和系统的宏观管理阶段。

2014年西非埃博拉出血热疫情暴发,国家派出了一批批援非医疗队员,而医院感染管理专业人员也首次作为援外医疗队的重要组成人员,参加到西非埃博拉患者的医疗救治中,并为医务人员自身防护提供安全保障。医院感染管理专业人员根据我们国家制定的《埃博拉出血热医院感染预防与控制实用手册(援非医疗队)》,科学防范,规范处置,成功实现"打胜仗、零感染"的目标,得到了世界卫生组织和国际同行的高度认可,成长为国际疫情控制不可缺少的力量。虽然我国的医院感染防控起步晚于发达国家几十年,但追赶的脚步很快。

2016年国家卫生计生委发布了由中南大学湘雅医院牵头制定的国家卫生标准《医院感染管理专业人员培训指南》,此举旨在规范和指导我国医院感染专业人员进行岗位知识培训,该指南作为国家卫生行业标准于2017年1月15日正式实施。

同时医院感染管理的学术研究也不断深入,循证感染控制、多学科合作理念得到推广,学术团队发展壮大,医院感染管理的内涵与外延也越来越明晰,发展医院感染管理学科有了坚实的基础。

第三节 医院感染管理现状

一、国外医院感染管理现状

历经多年发展,国际上发达国家医院感染管理工作具备较成熟且先进的模式。首先,通过健全医院感染管理法律法规,建立政府发布或授权发布的行政规定,借助行业学术组织完善技术指南,形成了完善的医院感染管理依据。第二,建立了各级医院感染管理组织,在国家层面建立明确的主管和技术支持部门,在医院层面建立医院感染管理决策和常设机构,部分国家设立了临床医院感染管理小组。第三,逐步建立了医院感染管理的知识体系和技术方法,包括医院感染监测技术、预防与控制的知识、技术与流程、效果评价技术及医院感染的发生规律和影响因素,防控可控感染如呼吸机相关肺炎、中心静脉导管相关血液感染、导尿管相关尿路感染以及手术部位感染防控的"bundle"措施等,这些防控措施对降低医院感染、提升医疗质量和保障患者安全起到了非常重要的作用。同时,各国也发展符合本国国情的医院感染管理的学科特色。例如,美国应用流行病学方法,通过医院感染的监测引领医院感染防控学科的发展;欧洲国家注重以微生物学、对重要病原菌的防控,引领医院感染防控学科的发展等。

(一) 标准规范体系

目前,世界各国和国际组织根据本国卫生体制特点或本组织的机构职能构建了相应的医院感染管理技术类文件体系。

美国医院感染控制技术类文件的发布形式有法律、政府法令、规范指南和国家标准。美国的技术指南分别由医院感染控制咨询委员会(The Healthcare Infection Control Practices Advisory Committee, HICPAC)和美国医院感染控制与流行病学专业协会(Association for Professionals in Infection Control and Epidemiology, APIC)、美国医疗保健流行病学协会(Society for Healthcare Epidemiology of America, SHEA)两个行业协会制定和发布。HICPAC还负责定期制定医院感染控制指南,包括通用指南、器械相关感染预防指南、诊疗过程相关感染预防指南、耐药菌预防与控制指南、医务人员防护指南等。

美国医院感染管理相关产品方面的国家标准,是由美国医疗器械促进协会(The Association for the Advancement of Medical Instrumentation, AAMI)起草,由美国国家标准协会(American National Standards Institute, ANSI)发布,以标准发布的医院感染管理文件主要是对医院感染管理相关产品及产品的使用进行规范,例如,消毒产品、灭菌设备的要求,灭菌包装材料的要求,灭菌过程的监测要求等。多数标准均来源于ISO的标准。

德国医院感染管理技术类文件体系包括3个层级,第1个层级是由三部法律组成,包括传染病防治法、医疗器械法和医疗器械运行条例;第2个层级是罗伯特考赫学院医院感染管理操作手册,罗伯特考赫学院的职能与美国CDC相似,医院感染管理操作手册是由罗伯特考赫学院下设的医院卫生与感染预防委员会制定和发布,内容涉及医院感染的防控技术、方法以及规定具体的操作程序;第3个层级是由行业协会发布的技术指南和医院感染管理相关标准。德国医院感染管理标准是由德国标准化学会制定并发布,目前共发布医疗标准500余项,其中医院感染控制相关标准侧重规范相关产品的生产、使用、检测和监测的要求。德国标准发展的趋势是与欧盟标准接轨,同时也与ISO的相关标准接轨,因此医院感染防控标准的内容与要求也与 ISO 相近。

英国的卫生体制是国家卫生保健体系,与美国、德国相比,英国有着庞大的政府医疗卫生机构,英国的医院感染控制规范指南主要是由英国原卫生部和政府建立的英国国家卫生与临床优化研究所(The National Institute for Health and Care Excellence,NICE)制定和发布。英国的标准是由英国标准学会(British Standards Institution,BSI)制定,其制定的医疗标准有近 300 项,医院感染控制相关的标准同样侧重对相关产品的规范。

WHO 是联合国系统内卫生问题的指导和协调机构。其负责对全球卫生事务提供指导,拟定卫生研究议程,制定规范和标准,阐明以证据为基础的政策方案,向各国提供技术支持,以及监测和评估卫生趋势。WHO 发布了多项重要的医院感染控制的指南与推荐,分为以下两类,第 1 类是全面性的、基础性的技术指南,例如 2002 年发布《医疗相关感染的预防实践指南》;第 2 类是针对难治和容易引起流行与暴发的病原菌、医院感染的重要预防控制手段等医院感染预防与控制工作的重点和难点发布指南。

ISO 是全球化的非政府标准组织,其制定的标准是基于全球专家的意见,有较为广泛的认可度,其制定的标准均为自愿采用。ISO 目前拥有 19500 个标准,共分为 303 类,其中与医院感染关系较为密切有 6 类。

欧盟是由欧洲 28 个会员国组成的联盟,欧盟发布的法律和技术类文件对成员国有较强的约束力,影响欧盟国家的法律和文件。欧盟发布的医院感染管理技术类文件以法律和标准两种形式发布。欧盟的法律中,与医院感染管理相关的有两类文件,一类是有强制力的条例(regulations)和法令(directives),通过合格评定和市场监督来确保其实施。包括欧盟医疗器械法令、欧盟传染病防控相关法令;另一类是非强制执行的决议(resolutions)和推荐(recommendations),包括了患者安全与医院感染预防与控制推荐规范,通过实施评估等方式推进其实施。欧盟医院感染控制相关的标准由欧洲标准化委员会(European Committee for Standardization,

CEN)管理,其标准的制定范畴与 ISO 标准一致,欧洲标准对其成员国的国家标准有指导和约束的作用。

(二) 组织体系

1. 国家层面

美国健康与人类服务部(Department of Health and Human Service,DHHS)一直把预防和控制医院感染的任务交给美国疾病控制与预防中心(Centers for Disease Control and Prevention,CDC)全面具体负责。但同时也设立了一个咨询组织,即医疗保健机构感染控制实施咨询委员会(Healthcare Infection Control Practices Advisory Committee,HICPAC),其任务是定期向联邦政府 DHHS 和 CDC 提出建议。

(1) HICPAC

HICPAC 的任务是向 DHHS 部长和副部长、CDC 主任、感染性疾病国家中心(National Center for Infectious Diseases,NCID)主任和医疗保健质量促进科(Division of Healthcare Quality Promotion,DHQP)主任提供有关医疗保健机构包括医院、长期保健机构以及家庭健康机构(Home Health Agencies)的感染预防、控制、检测的战略性建议和指南。此委员会定期向 CDC 提出对现有指南的修改建议,制定新的指南,对指南进行评价以及提出其他有关预防医院感染的政策。其组成共有 13 位成员,包括主席、副主席、一位联邦政府成员。这些成员由 DHHS 部长从医院感染、流行病学、健康政策、健康服务研究等领域的知名权威人士中选择指定。一般程序是先由 CDC 提名,再由部长任命。成员任期 4 年,每年有 1/4 成员更换。委员会主席征得政府官员同意后建议召开会议,每年召开 2 次。每次会议日程由政府官员认可,并参加所有会议。

(2) CDC

美国 CDC 是美国医院感染预防和控制的业务领导和指导中心。为了加强医疗保健机构的感染控制和质量管理,CDC 把 NCID 下设的医院感染项目(Hospital Infections Programs)改为 DHQP。DHQP 对外代表 CDC 进行一切活动。

DHQP主任办公室下设流行病及实验室组(流行病组、诊断微生物学组、环境和实用微生物学组、抗感染研究组),预防和评价组(干预和评价组、健康通讯组),医疗后果组(质量研究组、操作衡量组),负责为全国提供指导以保护患者和医疗保健人员,促进安全,保证优质的医疗保健服务系统。具体有以下9项任务:①对在患者和医疗保健人员中发生的与医疗保健机构有关的感染/细菌耐药性,不良事故以及医疗差错进行衡量,证实,解释和回答;②对在患者和医疗保健人员中发生的暴发感染和新出现的感染以及相关的不良事故进行调查和回答;③对新出现的耐药性病原菌和感染进行检查,评价,检测和反馈;④为预防感染/细菌耐药性及相关的不良事故和医疗差错而建立干预措施,并对其效果进行评价;⑤促进临床微生物学实验室的检验质量;⑥促进医疗保健机构的用水质量;⑦对预防患者和医疗保健人员的感染/细菌耐药性,相关的不良事故和医疗差错的有效干预措施进行鉴定;⑧促进这些有效的干预措施在全国范围内实施;⑨评价医疗保健机构实施这些措施的效果。

2. 医院层面

美国的医院感染管理部门为医院流行病学感染控制科或感染预防控制科。前者的科室组织结构是在大内科下设感染疾病科,感染疾病科与国内不同,没有独立的病区,因为感染患者分散在全院各个病区,感染疾病医生也称为顾问医师,负责全医院感染性疾病患者的会诊,制定诊疗方案及随访,由一名医院流行病学家担任医院流行病学感染控制科主任,他既是科室主任也是医院感染管理委员会主席;后者的科室组织结构是在医疗质量管理委员会下设医院感染管理委员会,委员会主席是感染预防科主任,通常是护理人员担当。

以医院流行病学家为主席的医院感染管理委员会是医院感染预防与控制工作的管理机构。它的成员包括感染防控(感染控制)专家、微生物室人员、住院部护士、急诊护士、外科医生、供应中心人员、工程人员、突发应急人员和绩效改进人员。其中医院流行病学家以临床医生为主,而感染控制专家以注册护士为主。感染控制委员会负责感染控制工作的计划、监测、评估、更新和培训,制订基本感染控制制度,对特殊感染控制问题提供建议。

医院感染管理科医师主要负责全医院感染性疾病会诊、感染疾病门诊及医院感染管理,要求有丰富的经验,能够解决感染控制工作中的问题,有良好的沟通协调能力。感染控制护士称为流行病学护士,其职责主要是医院感染监测、观察和评估效果、职业暴露和暴发的调查、咨询和联络。医院感染控制护士是医院感染管理工作的主力军,医院感染管理的常规工作主要由感染控制护士完成,如有特殊情况则上报主任协调解决。因此,美国感染控制护士的资质要求也非常高,薪酬待遇也高于普通临床护士。美国感染控制协会指导性文件《感染预防能力:一个指导当前和今后实践的概念性方法》中提到了感染控制专业人员需要掌握的六大核心技能,分别为识别感染性疾病的能力、监测和流行病学调查的能力、预防和控制感染病原传播的能力、管理员工职业健康的能力、管理和沟通能力、教育和研究能力。

(三) 监测体系

1. 美国

美国是最早开展医院感染监测且系统最完善的国家。早在20世纪60年代末,CDC就组建了8家医院参加医院感染监测试点工作。取得经验后,20世纪70年代成立了世界上第一个由80家医院组成的全美医院管理监测体系(NNIS),是最早开展全面综合性监测的。1986年,CDC在10余年医院感染监测的基础上提出了新的监测方法,即在全面综合性监测的基础上开展目标性监测(成人和小儿ICU的监测、新生儿室的监测和外科患者的监测)。NNIS每半年公布1次结果,按危害因素调整后的感染率,医务人员和管理人员根据数据确定感染控制措施,改变自身行为,以降低感染率。1996年,美国CDC发表《医院隔离预防措施的指南》,坚持洗手、戴手套、穿隔离衣和戴口罩等预防措施,而且强调先洗手再戴手套,特别明确洗手的重要性。到1999年,美国已有42个州285家医院参加了NNIS,开展有效的医院感染监测工作,揭示美国医院感染的规律和特征,使医院感染率明显下降,并一直维持在5%的水平。

2. 德国

德国医院感染监测系统(KISS)是西欧最晚成立医院感染监测体系的国家之一。KISS是在美国NNIS基础上于1996年成立的,德国原卫生部对此项目负责,拨款并雇用兼职医生和数理统计人员。开始主要选择2项调查内容:病房ICU和手术患者,最早有20所医院参加,1997年起,通过问卷形式收集的数据每月上报KISS,每3个月返回。2000年,开始对骨髓和造血干细胞移植的患者进行监控,目前在德国2200多家医院中有200多家参加了KISS。现有4个专题调查项目,共有227间ICU,231家手术室和23个新生儿监护病房及10个骨髓和造血干细胞移植病房在KISS监控之下。另一个显著特点是KISS在1997年成立之初即开设了专门的网页,从2000年开始全部实行了电子计算机化,从任何一个数据接入口都能从其网页上下载所需各种程序。KISS被认为是德国国家医院流行病学的数据库。

(四)教育培训

美国医院的感染控制委员会负责定期对员工进行基本感染控制知识培训,主要分为在职人员、新员工、保洁人员3类,并根据不同人员进行不同培训。培训内容包括手卫生、呼吸防护方案、血源性病原体防控方案、环境清洁等。培训方式采用现场培训、邮件或发布委员会会议纪要的形式等。培训后颁发培训证书,一式3份,一份医院感染管理科留存,一份培训者留存,一份交给相应的部门领导。新员工及进修人员经考核合格后,将收齐的培训证书交给相关部门,方可进入临床。

(五)学术研究

医院感染不仅增加了患者的病死率,而且使患者延长住院时间、增加医疗费用,严重影响医疗质量和患者安全,是现代医院管理的难点。关注医院感染的研究热点与前沿不仅可以快速捕捉到医院感染领域的主题变化,更可以为今后医院感染研究提供方向,提升整体医院感染管理水平。

王莹等一项研究通过国外医院感染相关文献的共现分析探索国外医院感染的研究热点。研究显示,近10年(2008—2017年)国际上医院感染相关研究的趋势处于一个比较明显的演变过程。在初期(2008—2010年)以"效果""治疗""MRSA""万古霉素"及"识别"为主要研究热点;在中期(2011—2013年)以"院内感染""爆发""危重症患者""脉冲场凝胶电泳分析""病种分型"及"脓毒血症"为主要研究热点。在近期(2014—2017年)以"系统""细菌""卫生服务""手卫生""指南""艰难梭状芽孢杆菌""鲍氏不动杆菌""并发症"及"Meta分析"为主要的研究热点。

通过对国际医院感染研究热点的研究发现:首先,在医院热点的识别中:"卫生服务""手卫生""指南""艰难梭状芽孢杆菌""鲍氏不动杆菌""并发症"及"Meta分析"是我国当前研究所缺乏的,可以作为今后研究攻克的方向;其次,在国际社会热点研究变迁中,近十年研究的热点还是有一定的变迁规律,从防控为主到主动解决问题到多学科交叉。这些变迁的规律与特点都为我们今后的研究提供伦理新的思路。尤其是在突现词中:Meta分析作为热点出现,体现出临床医学、预防医学与循证医学多学科的交叉趋势。

二、我国医院感染管理现状

我国于1986年在全国范围内有组织地开展医院感染管理工作,30多年来在制度建设、组织和队伍建设、监测体系、教育培训、学术研究等方面取得了显著成效。

(一)制度建设

1986年8月,原卫生部组织召开第一次全国医院感染管理研讨会,讨论制订了医院内感染监测和控制研究计划。1988年11月,原卫生部颁布《建立健全医院感染管理组织的暂行办法》及《消毒供应室验收标准》。1989年,将医院感染管理标准纳入原卫生部颁布的《综合医院评审标准》,有力地推动了医院感染管理工作的开展。

1994年,原卫生部颁布《医院感染管理规范(试行)》,它的贯彻实施标志着我国医院感染管理工作逐步向规范化、标准化方向发展,使各级卫生行政部门和医疗机构对医院感染的管理有章可循。1998年颁布《执业医师法》,明确规定医师应遵守有关法律法规,使用经国家有关部门批准使用的药品、消毒剂和医疗器械。2000年修订《医院感染管理规范》,并对医院感染的管理组织、岗位职责、重点部门和重点环节的医院感染管理做出了具体规定。2001年,原卫生部颁布实施《医院感染诊断标准》。2003年原卫生部颁布实施《消毒管理办法》,国务院颁布实施《医疗废弃物管理条例》,同时原卫生部及国家环境保护总局共同制订并颁布了一系列相应的配套文件,如《医疗卫生机构医疗废弃物管理办法》《医疗废弃物管理行政处罚办法》《医疗废弃物分类目录》和《医疗废弃物专用包装物、容器的标准和警示标识规定》等。2003—2005年,原卫生部颁布实施《内镜清洗消毒技术操作规范》《医疗机构口腔诊疗器械消毒技术操作规范》《病原微生物实验室生物安全管理条例》《血液透析器复用操作规范》《抗菌药物临床使用指导原则》和《医务人员艾滋病病毒职业暴露防护工作指导原则(试行)》等技术性规范。2004年,在新修订的《传染病防治法》中,对预防和控制医院感染提出原则性要求。2005年,在《医院管理评价指南(试行)》中,明确了医院感染管理的评价要点。2006年,在《医院感染管理规范》实施的基础上,原卫生部颁布实施《医院感染管理办法》,旨在从管理层面进一步明确医院在预防和控制医院感染方面的责任、义务以及应当遵循的原则,强调卫生行政部门的监管职责,以维护人民群众的就医安全和医务人员的职业安全。2006年底,成立"原卫生部医院感染预防与控制标准委员会",主要任务是研究制订相关技术性标准。2005年后原卫生部每年开展"医院管理年"活动,医院感染的预防与控制都是其中的重要内容之一。这一系列规范及法规的颁布与实施,以及国家层面的监督与指导,使我国医院感染管理工作有章可循、有法可依,走向规范、法制及标准化管理的道路。

自2001年《医院感染诊断标准(试行)》修订后,国家相继出台了一系列医院感染相关的法律、法规,还颁布了一系列针对医院感染重点部门、重点环节的技术性规范、标准和指南,加强规范管理,有效预防和控制医院感染。比如《消毒管理办法》《医疗废弃物管理条例》《中华人民共和国传染病防治法》《抗菌药物临床应用指导原则》《医务人员艾滋病病毒职业暴露防护工作指导原则(试行)》《血液透析器复用操作规范》《医疗机构传染病预防检分诊管理办法》《医院感染管理办法》《艾滋病防治条例》《医院隔离技术规范》《医院感染监测规范》《医务人员手卫生规范》《血源性病原体职业接触防护导则》和《医院感染暴发报告及处置管理规范》等。在2016年更新并发布了《口腔器械消毒灭菌技术操作规范》《软式内镜清洗消毒技术规范》《医院消毒供应中心第一部分:管理规范》《医院消毒供应中心第二部分:清洗消毒及灭菌技术操作规范》《医院消毒供应中心第三部分:清洗消毒及灭菌效果监测标准》《医院医用织物洗涤消毒技术规范》《重症监护病房医院感染预防与控制规范》《病区医院感染管理规范》《经空气传播疾病医院感染预防与控制规范》《医疗机构环境表面清洁与消毒管理规范》《医院感染暴发控制指南》和《医院感染管理专业人员培训指南》等十几项新指南。2017年国家中医药管理局、国家卫生计生委制定了《中医医疗技术相关性感染预防与控制指南(试行)》,进一步规范中医医疗技术操作,预防和控制中医医疗技术相关性感染事件的发生。2018年又新颁布了《医院感染预防与控制评价规范》和《医疗机构门急诊医院感染管理规范》。

(二) 组织和队伍建设

目前,各级医院绝大多数按照2006年原卫生部发布的《医院感染管理办法》要求建立了独立的医院感染管理科。2016年刘思娣等对全国12个省(直辖市、自治区)的医院感染管理组织建设进行调查,结果显示,99.39%的医院设立了医院感染管理科,高于2009年李六亿等全国横断面调查结果。但仍有极少数医院,主要是二级医院,床位数≥1000,仍未设置独立的医院感染管理科,医院感染管理工作人员数量不足,不能满足基本医院感染管理任务需要。这项调查结果还显示,专职人员数量从1995年的161名,增至2015年的818名,绝对数增加了4倍;但每千张床专职人数从1995年的4.80名、2005年的4.51名,下降至2015年的4.09名。原因是社会经济状态发展与医疗保险覆盖,每年诊疗住院患者数不断增加,医院大规模扩张床位数,许多二级医院床位均>1000张。虽然医院感染管理专职人员数量大幅增加,但仍跟不上医院床位数增加的幅度,导致了专职人员的相对不足。同时,各地区专职人员分布不平衡,少数医院专职人员数量仍显绝对不足。

近几年医院感染越来越受到重视,感染管理队伍不断发展壮大。有研究显示,医院感染管理专职人员的学历有所提升,1995年以前无博士学历专职人员,专职人员以大专及以下学历为主;2015年总体以本科学历为主,硕士和博士学历的人员数量明显增加,特别是在经济发达的地区。2005年以前医院感染管理专职人员以护理专业为主;2005—2015年一定规模数量的公共卫生、流行病学、统计学等专业的人员加入到医院感染管理专职人员队伍。人员数量增加、学历提升、多学科融合的人才队伍,为更好地开展我国医院感染管理工作奠定了基础。

我国医院感染管理组织建设工作开展了30多年,取得了一定的成绩,医院感染管理组织从无到有,专职人员数量及素质大幅提升,但我国医院感染管理工作组织建设及人员配备仍存在问题:专职人员数量的增加的幅度跟不上医院床位数增加的幅度;各地区医院感染管理组织建设不平衡;专职人员队伍不稳定,流动性大;未设独立的学科,后备力量不足;专业知识涉及学科多、广,难以全部掌握;医院感染管理人员仍未受到重视,感染防控措施执行力不够;与国外医院感染管理建设仍有一定的差距。因此,医院感染管理需要医院领导的高度重视,落实医院感染管理办法与医院感染监测规范的要求,配备合适数量的专职人员,满足开展医院感染管理工作的需要,切实开展医院感染监测与防控,以及更多感染控制工作人员的努力,进一步推动中国感染控制事业的发展和进步。

(三)监测体系

医院感染监测是医院感染控制的基础,为医院感染管理提供科学依据。在原卫生部医政司的领导下,1986年成立了全国医院感染监控网,9

省(市)的16所医院参加了医院感染监控工作。1990年监控网扩大到全国28个省、市、自治区的103所医院,1994年扩大到134所医院。1998年6月,原卫生部委托中南大学湘雅医院负责全国医院感染监控网的业务管理工作。

随着国内外学术交流的增加,医院感染监测理念也发生了许多变化,目标性监测已经成为国内外医院感染监测的重点。在监控系统内,绝大多数医院开展全面综合性监测,部分医院已开展目标性监测,如对外科手术部位感染的监测,ICU插管相关感染、呼吸机相关性肺炎及导尿管相关感染的监测等,有些医院对医院感染的多重耐药菌如耐甲氧西林金黄色葡萄球菌(MRSA)、耐万古霉素肠球菌(VRE)、产超广谱β-内酰胺酶(ESBLs)的革兰阴性菌及多重耐药的不动杆菌等也开展了目标性监测。监控系统中有半数以上的医院实现了医院感染监测资料的计算机统计分析和报告。除全国医院感染监控系统外,部分省市和地区也相继成立了省、地区级的医院感染监控系统,这些监控系统对了解当地医院感染的基本特征、监控工作的开展和深入起到了很大的促进作用。

目前,各地卫生计生行政主管部门和医疗机构已经意识到医院感染监测是实施医院感染防控的基本构成和重要手段,是保证医疗质量和患者安全,提高医院管理水平的重要途径。不同地区、不同管理主体和不同医疗机构在职能定位、资源配置、业务开展、服务能力、信息化建设水平,乃至医院感染管理与监测的能力等方面都存在着差异,其所关注的医院感染质量管理与控制关键点,以及基于此筛选出来的数据元素、质量控制指标、监测方法、计算规则也不尽相同,造成不同医疗机构生成的同一或同类质量控制指标之间难以开展对比、分析。2016年国家卫生计生委医院感染研究所(National Institute of Hospital Administration,NIHA)组织编写了《医院感染监测基本数据集及质量控制指标集实施指南(2016版)》,旨在建立起一个统一、规范、实用的质量控制指标体系,为医院感染质量管理与控制信息提供一套术语规范、定义明确、语义语境无歧义的标准,以规范医院感染监测过程中基本记录内容,实现医院感染相关临床数据在抽取、转换、存储、发布、交换等应用中的一致性和可比性,保证医院感染质量管理与控制信息的有效交换和共享。

(四) 教育培训

医院感染管理培训得到重视和加强。建立了国家级和省级医院感染质量控制中心,协助开展技术性工作,开展人员培训,提高医院感染防控能力,特别是对基层医疗机构开展了大量的指导性工作。1989年全国医院感染监控管理培训基地成立,面向全国招收学员开展培训,截至2015年底,已开展119期培训,接受培训人员 >15 000人次;接收进修人员61期总计440人次。

与此同时,每年各省级地方也均开展很多不同范围、形式和内容的医院感染管理专业培训。调查显示,全国15所省级医院感染培训机构,80%的培训机构已开始对各市州进行培训,53%的培训机构总培训次数为10~20次,13%的培训机构每年培训次数>4次。这些培训使医院感染管理理念、知识和方法得到广泛而有效地传播,不仅改变着医疗机构内医务人员和患者的思想与行为,而且走进社区、家庭,甚至走出国门,中国医院感染管理的社会和国际影响力越发显现。

我国目前没有将医院感染管理学纳入医学院校的教学,医院感染防控对于广大医务人员来说是一个崭新的领域,因此,我国绝大多数医疗机构十分重视对医务人员的培训。采用举办各类学习班、讲座、知识问答、医院感染管理简讯等不同形式,对各类人员采取有针对性的培训,及时总结经验和方法,做到全员培训与骨干培训相结合。不断强化全体工作人员对预防医院感染的认识,把医院感染的预防与控制工作始终贯穿于医疗活动中。

(五) 学术研究

随着医院感染管理工作的开展和深入,一些学术组织相继成立,如1991年成立的医院感染控制学会和1994年成立的中华医院管理学会医院感染管理专业委员会,这些学术团体每年都召开学术年会,组织专题讲座,开展培训等。这些活动不但对活跃全国学术气氛、加强学术交流、开阔思维及提高医院感染防控的研究水平起到了很大的推动作用,而且还协助卫生行政部门对全国医院感染工作进行宏观管理。与此同时,还出版了专业杂志如《中华医院感染学杂志》《中国感染控制杂志》和《中华医院管理杂志》等,以及专著《医院感染管理学》及教材《医院感染学》等。在开展国内各类学术活动的同时,也积极与国际同仁开展交流,如同美国、日本、瑞典等国家和中国香港、台湾地区开展了多种形式的学术交流,开阔了视野,促进了医院感染的控制。

在医院层面,针对临床实践中发现的问题,医院感染管理委员会积极开展专题研究,为制定有效的医院感染管理制度提供科学依据。鼓励医院感染管理人员参加学术交流,学习新理念、新技术、新方法。与此同时,医院感染管理委员积极进行相关的科研工作,在开展科学的调研和实践的基础上,将新的理论运用到具体工作中,有效地提高了医院感染学术水平。

邓明卓等对全国13个省及军队系统的170所医院的医院感染管理相关科研现状及发展趋势进行了调查,结果显示,1986—2005年,被调查医院的医院感染相关研究处于稳步上升阶段,2006年以后进入快速发展阶段,特别是2011年以后发展迅速。医院感染专职人员发表的论文、出版的专著,2006年以后均较2006年以前有明显增加。医院感染的科研课题及获奖,也以2006年以后为主,且呈逐年上升的趋势。

不同级别医院的医院感染专职人员科研发展不平衡。1986年以来发表的2555篇中文论文,其中三级医院占96.16%;三级医院发表的英文论文数量占英文论文总数的82.93%;三级医院申请的科研课题数占课题总数的98.16%。随着医院感染各专业委员会、学组的建立,为医疗机构医院感染专职人员开展科研活动提供了学术交流平台、技术支持等,已有越来越多的基层医院也开始了医院感染相关的研究。

对2006—2015年国内公开发表的医院感染相关论文进行分析发现,研究的热点问题主要有:多重耐药菌感染的预防与控制;医院感染病原体特征、种类及分布;手术相关医院感染的防控;消毒、灭菌及其监测与管理;医院感染管理经验分享;医院感染监测数据分析;消毒供应中心医院感染管理;护理工作在医院感染中的作用;重症监护病房的医院感染管理;医院感染相关危险因素等。使用"hospital infection","nosocomial infection","healthcare-associated infection"等在 PubMed 上检索到,1986 年以来医院感染预防与控制方面的论文发表数量最多,特别是传染病医院感染防控及多重耐药菌防控。

近年来医院感染相关著作的编写非常重视医院感染基础理论和应用实践的研究。2011—2018 年间,被调查医院出版的医院感染管理相关著作数量超过之前 25 年数量的总和。随着医院感染相关著作的出版,医院感染管理学在我国逐渐形成一门独立的综合性边缘交叉学科。

三、医院感染管理展望

我国医院感染管理学科发展有良好的基础,已初步形成具有管理和业务双重职能的新兴交叉学科。医院感染管理学科发展具有良好的体制、人才和学科优势。过去的 30 年中,我国吸取了发达国家感染控制模式的经验,发布医院感染管理相关的法规、规范和标准,通过顶层设计逐步完善了我国医院感染管理体系。我们需要加强和规范医院感染管理临床实践,推动医院感染管理与临床感染性疾病诊治单元的功能整合与业务融合,将专业化、专科化感染控制要求融入临床各个专业,确保医院感染管理围绕临床开展。

(一) 推动医院感染管理的人才建设和学科建设

1. 医院感染管理专业人才建设

由于医院感染的防控涉及诸多部门和人员,如临床、医技、后勤、行政等部门,医师、护士、工勤人员等,需要有临床医学、流行病学、传染病学、统计学、护理学、消毒学和抗菌药物学等多学科的知识,医院感染管理专业人才队伍已经从单一的专职护士转向高学历、高职称、多学科背景的各专业人才。针对专业人才培养,应继续加强对不同教育背景人员的岗位培训和上岗后的继续教育,夯实其医院感染专业技术能力。另一方面应加强医学院校的本科生医院感染相关知识的教育和医院感染专业研究生培养,实现人才队伍整体素质的提高。同时,开展多层次、多形式教育,培养有感染控制知识与能力的医护队伍,实现医院感染管理教育的普及化。

培养一名优秀的医院感染管理专职人员还需培养其综合管理能力。在美国,感染控制专业人员需掌握六大核心技能:①识别感染性疾病的过程(包括感染的临床诊断、实验室诊断及抗菌药物治疗的合理性等);②监测和流行病学调查(包括数据采集、汇总、解读、开展爆发调查等);③预防、控制感染源传播(包括制定实施各项感染控制措施的政策、规程、计划、策略等);④员工/职业健康管理(包括免疫规划、职业暴露后跟踪和管理等);⑤管理和沟通能力(包括规划能力、沟通和反馈能力、质量/绩效改进能力等);⑥教育和研究能力(包括制定教案、准备课程、研讨会、讲座等)。这对提升我国专职人员的能力有着重要的借鉴意义。

2. 医院感染管理独立学科建设

随着医院感染管理实践深化、领域细化,从理论研究层面到实践操作层面,医院感染管理逐步形成了队伍来源专业背景多元化,与众多学科、专业广泛交叉,对相关专业技术工具全面借鉴,既有相对独立性,又有较强包容性,兼具管理和技术两重属性的特征。因此,建立医院感染管理独立学科将是发展趋势,也将成为专业人才培养的重要途径。

我国医院感染管理才兴起30年,没有学术泰斗,也没有可以直接照搬使用的成功经验,专业化建设只有搭建了一个框架,各方面的工作仍在摸索之中,没有形成固有的学科模式,在发展历程上无法与其他专业学科相比。目前,医院感染管理学科发展是以"有效减少医院感染发生率"为宗旨,根据学科带头人的发展思路进行创新建设。近些年来,学科建设呈现了许多可喜的多样化的创新性发展的学习榜样,如北京大学第一医院李六亿主任作为学科带头人,创立的以标准化建设为引领的学科发展思路;北京301医院刘运喜主任作为学科带头人,创立的以信息化建设为引领的学科发展思路;上海中山医院胡必杰主任作为学科带头人,创立的以基于病原学精准感染控制理念创新为引领的学科发展思路;湖南湘雅医院吴安华主任作为学科带头人,创立的以规范化培训为引领的学科发展思路。我国医院感染管理相对系统完整的专业理论体系目前正在有条不紊地建立中,但尚未发展成为一门独立的学科,甚至尚未完全成为具备学科雏形的"准"学科。但感染控制工作者一直为学科建设奋斗努力,江苏省已率先建立了医院感染管理职业晋升通道,为医院感染管理专职人员的人才培养提供开创了历史性的先河。同时,国家层面也已开始筹划在高校内建立医院感染管理专业,根据部分消息来源,2018年1月,国家教育部正式公布2018年全国高校招生资格,正式将医院感染管理纳入预防医学专业范畴,专业名称为"预防医学(医院感染管理)专业",学制5年,授予医学或理学学士学位,这将是医院感染发展史上具有里程碑意义的关键一环,医院感染管理将正式纳入高校本科专业。因此,我国医院感染管理学科将走上一条专业化、科学化、系统化发展的道路,学科专业的规范建设将指日可待。

由于医院感染管理研究领域边际模糊,管理实践功能定位模糊,专业发展方向模糊,推动学科化进程需要政府给予扶持和培育,我国卫生行政部门高度重视医院感染管理工作。首先,国家颁布了一系列医院感染管理相关的法规,使医院感染管理工作做到有法可依;其次,将医院感染管理纳入医疗质量管理,颁布相应的管理考核指标,使管理工作有抓手落到实处;第三,卫生行政部门将医院感染管理工作纳入医疗质量的督导与检查,有效推进医院感染防控工作的发展;第四,赋予感染管理专职人员的管理职能;第五,医改措施如按病种付费、总额预付、更加关注成本和医疗安全等措施,均有利于医院感染的预防与控制;这些管理举措有效地推进了各级医疗机构的医院感染管理工作,也大大推动了医院感染管理学科的发展。在接下来的发展过程中,还需政府给予更多理解、更多包容,发展更多创新的思维、建立创新的机制。

(二) 发展医院感染防控的信息化监测技术

医院感染的监测是医院感染控制和管理的基础,是医院感染防控的眼睛,是医院感染流行病学的主要组成部分。近年来各个地区三级医院逐步建立了医院感染监测技术,如开展医院感染的目标性监测、医院感染暴发的监测、抗菌药物使用的监测、耐药菌及多重耐药菌感染的监测、新病原体和不明原因病原体感染的监测、医院感染重点部门的监测、关键环节与危险因素的监测,甚至发展到监测与医院感染相关事件或与患者安全有关事件等。

但是由于不同地区、不同管理主体和不同医疗机构在职能定位、资源配置、业务开展、服务能力、信息化建设水平,乃至医院感染管理与监测的能力等方面都存在差异,其所关注的医院感染质量管理与控制关键点,以及基于此筛选出来的数据元素、质控指标、监测方法、计算规则也不尽相同,造成不同医疗机构生成的同一或同类质量控制指标之间难以开展对比、分析。为了实施以统一、规范的监测数据、指标定义与操作规程为基础的跨区域的医院感染管理与质量控制,国家卫生计生委已于2016年出台了《医院感染监测基本数据集及质量控制指标集实施指南》,通过建立与应用大数据,实现风险识别、精准感染控制,通过开发与应用人工智能,提升防控措施的依从性,解决医院感染管理实践中的重点和难点问题。目前国家卫计委已开始推动以实施《医院感染监测基本数据集及质量控制指标集》为核心的医院感染规范化信息监测试点工作,有望在全国建立统一的数据监测网络平台,以对标国外先进的国家层面的医院感染监测技术。现在,医院感染的监测正朝着监测目的更加明确、监测范围扩大、监测方法更加科学、监测工作更加高效的方向发展。

(三) 医院感染物联网的发展与应用

物联网是指通过射频识别(RFID)、红外感应器、全球定位系统、激光扫描器等信息传感设备,按约定的协议,把任何物品与互联网连接起来,进行信息交换和通讯,以实现智能化识别、定位、跟踪、监控和管理的一种网络。物联网的应用推动了各行各业信息化建设的迅速发展,实现了人、物、事的智能化管理与控制。

医院感染管理,作为现代医院管理一项全方位的、精细的、持续的、系统的重要工作,与诊疗护理工作息息相关,全体工作人员及患者都参与其中,渗透到医院工作的各个环节,不仅涉及范围广、项目多,而且操作规程多、要求高,如:中心感染管理、重症监护室工作人员感染管理、产房感染管理、新生儿病房感染管理、血液透析中心(室)感染管理、手术室感染管理、灭菌内镜清洗消毒灭菌感染管理、消毒内镜的清洗消毒管理、重症监护病房(ICU)医院感染目标性监测、手术部位感染目标性检测、病区环境清洁消毒、医院常用物品清洗消毒、口腔诊疗器械清洗消毒、植入物及租借手术器械清洗消毒、新生儿用品清洗消毒、手卫生依从性、医务人员职业暴露预防及处理、医院感染暴发事件报告及处置、医疗废弃物管理、医院内特殊病原体的预防与控制等。预防和控制医院感染是保证医疗质量和医疗安全的重要前提,而感染管理工作的目标是要杜绝所有的感染风险,面对繁杂而重要的感染管理工作,在现有的人力资源条件下,医院不可能监测到每一个人、每一个操作、每一个环节、每一处场所,无法做到全流程全天候管理。目前,许多医院亦已经开展信息化管理的手段,比如复用器械消毒灭菌管理、抗菌药物使用管理、医疗废弃物追溯管理、内镜清洗追溯管理等关键环节的信息化管控,使医院感染管理工作的效率大大提高。虽然医院在信息化建设方面已经投入大量人力物力,但大部分的操作都是用户或操作人员"主动"地录入系统,"主动"地开展医院感染监测管理工作,存在较大的局限性,很难达到全面预防与控制医院感染的目的。而借助物联网技术建立的医院感染管理物联网,能够更好地辅助医院开展医院感染管理工作,智能地对人和物进行监控和管理,变主动为被动,同时也能对相关环节进行全流程、全天候的监督管理,用"机器盯"代替"人盯",用"全样本空间"代替"抽样样本空间"。因此,在物联网技术的基础上,构建一种智能化、可视化的医院感染监测、预防与控制体系,将能更好地保证医疗机构的服务质量,提升其运作效率,保障患者安全。

(四) 推进医院感染"零宽容"理念

"零宽容"就是我们不再认为医院感染有一个基准的发病率,而是以"零感染"作为目标,对每一起发生的医院感染病例均进行认真调查并分析其感染的原因,采取有效的措施进行持续质量改进;同时使每一位医务人员都承担起应有的责任,共同参与防控医院感染,因此"零宽容"是我们医院感染管理领域推进的一种患者安全文化,是医院感染防控工作努力奋斗的一个理想和目标,是医务人员对待医院感染的一种态度,是医务人员和医院管理者对患者的一种承诺。

应用"零宽容"理念加强医院感染管理要求全体医务人员:①充分认识到医院感染是严重影响医疗质量、时刻威胁患者生命安全的临床难题,也是重大的医院管理难题;②树立良好的职业道德,严格遵循手卫生,加强医疗安全;③推动循证医学的理论在医院感染监测、预防与控制中的应用;④在标准预防的基础上,实施针对不同传播途径的预防;⑤加强多学科合作的医学模式;⑥逐步营造医院感染"零宽容"的理念和环境,全方位、大幅度控制医院感染的危险因素。

推进"零宽容"理念,能有效地降低外源性感染和医院感染暴发,提高医疗质量。同时"零宽容"也是我们每一位医院管理者和医务人员所面临的挑战。

(五) 加强科学研究,进一步与国际的交流与合作

医院感染的研究是推动医院感染管理学科发展的基础。近年来医院感染的研究非常活跃,进展很快。如医院感染发病机制的研究,医院感染流行病学的研究(包括医院感染监测方法、医院感染危险因素和计算机信息系统在医院感染防控工作中的应用),医院感染病原学研究(包括快速微量鉴定法、细菌耐药性机制、分子生物学技术应用),医院感染新的防控理论与技术包括"零宽容"、"标准预防"、新的消毒灭菌方法、综合性(bundle)防控措施等的研究,这些研究对丰富和发展医院感染管理学科体系起到重要的作用。

另外,还需进一步加强与国际组织如世界卫生组织、全球患者安全联盟的合作与沟通;加强与国际发达国家如美国的医院感染控制组织与学会如美国CDC、感染控制学会(APIC)和医院流行病学会(SHEA)等的联系,分享医院感染防控的经验、体会、最新理论与技术,实现医院感染防控工作的共同进步与提高,筑起一道全球患者安全和医务人员安全的防线。

参考文献

[1] 姚希,巩玉秀,张宇,等.国外医院感染管理技术类文件体系现况研究[J].中华医院感染学杂志,2015,25(21):5016-5018.

[2] 张文梅,高秀梅.基层医院感染管理中存在的问题分析与对策[J].中国社区医师(医学专业),2013,15(07):371-372.

[3] 巩志业.美国医院感染控制的管理现状[J].中国感染控制杂志,2003,(03):228-230.

[4] 陈萍,刘丁.探讨现代医院感染管理发展新思路[J].中国感染控制杂志,2015,14(07):433-436.

[5] 刘波,赵丽萍,张苏明,等.医院感染管理体系现状及思路分析[J].南京医科大学学报(社会科学版),2013,13(05):429-431.

[6] 邓明卓,周春莲,陈惠清.医院感染管理相关科研现状调查及发展趋势[J].中国感染控制杂志,2016,(09):686-688.

[7] 丁艳,张皖瑜,尹湘毅,等.中、美、德三国国家医院感染监测体系的比较分析[J].医学与哲学(临床决策论坛版),2007,28(4):50-51.

[8] 刘思娣,李春辉,李六亿,等.中国医院感染管理组织建设30年调查[J].中国感染控制杂志,2016,(09):648-653.

[9] 姚虹,金鹏,刘飞.中美两国医院感染管理体系的比较分析[J].中国医院管理,2011,31(12):33-34.

[10] 中华人民共和国原卫生部.建立健全医院感染管理组织的暂行办法[EB/OL].[2018].http://www.tsjkjy.gov.cn/html/2004/10/20041009110757-1.htm.

[11] 医院消毒供应室验收标准(试行)[J].中国医院管理,1988,(08):51-52.

[12] 胡必杰,高晓东,陈文森,等.国际医院感染防控研究进展[M].上海:上海科学技术出版社,2017.

[13] 贾会学,李六亿.《美国CDC隔离预防指南2007——防止感染因子在医疗机构内传播》介绍[J].中国护理管理,2009,9(11):7-10.

[14] 中华人民共和国国家卫生和计划生育委员会.医院感染管理规范(试行)卫医发[2000]431号[EB/OL].[2018.1.1].http://www.nhfpc.gov.cn/mohyzs/s3593/200804/18626.shtml.

[15] 中华人民共和国国务院.艾滋病防治条例[EB/OL].[2018].http://www.nhc.

gov. cn/jkj/s3584/200804/29217. shtml.

[16] 中华人民共和国国务院. 病原微生物实验室生物安全管理条例[EB/OL]. [2018]. http://www. nhc. gov. cn/fzs/s3576/201808/90c784098bab4b5296ea367c9572363b. shtml.

[17] 中华人民共和国原卫生部. 抗菌药物临床使用指导原则[EB/OL]. [2018]. http://www. nhc. gov. cn/yzygj/s3573/200804/bce426067d714541a9ed77cb26e74ccc. shtml.

[18] 国家卫生和计划生育委员会. WS 506-2016 口腔器械消毒灭菌技术操作规范[S]. 2016.

[19] 中华人民共和国原卫生部. 内镜清洗消毒技术操作规范(2004年版)[EB/OL]. [2018]. http://www. nhc. gov. cn/yzygj/s3593/200804/e961396c839445ebb59bc76728dba7ca. shtml.

[20] 中华人民共和国原卫生部. 消毒管理办法[EB/OL]. [2018]. http://www. gov. cn/gongbao/content/2003/content_62577. htm.

[21] 中华人民共和国原卫生部. 血液透析器复用操作规范[EB/OL]. [2018]. http://www. nhc. gov. cn/yzygj/s3589/200804/186e5297b6334a85bc7d85cbb23c4bde. shtml.

[22] 中华人民共和国原卫生部. GBZ/T213-2008 血源性病原体职业接触防护导则[S]. 2009.

[23] 中华人民共和国原卫生部. 医疗废弃物分类目录[EB/OL]. [2018]. http://www. china. com. cn/chinese/PI-c/458039. htm.

[24] 中华人民共和国原卫生部. 医疗废弃物管理行政处罚办法[EB/OL]. [2018]. http://www. gzhfpc. gov. cn/xxgk/xxgkml/zcwj/xyzcfg/201610/t20161021_1165072. html.

[25] 中华人民共和国国务院. 医疗废弃物管理条例[EB/OL]. [2018]. http://www. gov. cn/banshi/2005-08/02/content_19238. htm.

[26] 中华人民共和国原卫生部. 医疗机构传染病预防检分诊管理办法[EB/OL]. [2018]. http://www. nhc. gov. cn/fzs/s3576/200804/4819b5ebdbce41fc8b2bc3a16bf2b7a6. shtml.

[27] 中华人民共和国原卫生部. 医疗机构口腔诊疗器械消毒技术操作规范[EB/OL]. [2018]. http://www. nhc. gov. cn/yzygj/s3576/200804/1e3b43d1a3d442eb8457 cd-

[28] 中华人民共和国原卫生部. 医疗卫生机构医疗废弃物管理办法[EB/OL]. [2018]. http://www.gov.cn/gongbao/content/2004/content_62768.htm.

[29] 中华人民共和国原卫生部. 医务人员艾滋病病毒职业暴露防护工作指导原则(试行)[EB/OL]. [2018]. http://www.nhc.gov.cn/yzygj/s3593/200804/156e55df4e4b47f9973d7cb4bb47f76f.shtml.

[30] 中华人民共和国原卫生部. WS/T 313-2009 医务人员手卫生规范[S]. 2009.

[31] 中华人民共和国原卫生部. 医院感染暴发报告及处置管理规范[EB/OL]. [2018]. http://www.nhc.gov.cn/yzygj/s3585/200907/26cb84859f864f2ba6fbb4cd922d2594.shtml.

[32] 中华人民共和国原卫生部. 医院感染管理办法[EB/OL]. [2018.1.1]. http://www.gov.cn/ziliao/flfg/2006-07/25/content_344886.htm.

[33] 中华人民共和国原卫生部. 医院感染管理规范[EB/OL]. [2018]. http://www.nhc.gov.cn/yzygj/s3593/200804/463eaed2307840129912e5278833d2b3.shtml.

[34] 中华人民共和国原卫生部. WS/T 312-2009 医院感染监测规范[S]. 2009.

[35] 国家卫生计生委. 医院感染诊断标准(试行)[EB/OL]. [2018]. https://www.jdzx.net.cn/article/402881e40c5730e0010c5dfec8ac002a/2009/3/402881e40c5730e0010ca59eaee800c3.html.

[36] 中华人民共和国原卫生部. WS/T 311-2009 医院隔离技术规范[S]. 2009.

[37] 中华人民共和国原卫生部. 医院管理评价指南(试行)[EB/OL]. [2018]. http://www.nhc.gov.cn/yzygj/s3577/200804/a8646a6436ce4bdd974a44308815c243.shtml.

[38] 中华人民共和国国务院. 中华人民共和国传染病防治法[EB/OL]. [2018]. http://www.nhc.gov.cn/zhjcj/s9138/200804/ce39923db0c54c209b642795ae6f2507.shtml.

[39] 国家卫生和计划生育委员会. WS/T 510-2016 病区医院感染管理规范[S]. 2016.

[40] 国家卫生和计划生育委员会. WS/T 511-2016 经空气传播疾病医院感染预防与控制规范[S]. 2016.

[41] 国家卫生和计划生育委员会. WS 507-2016 软式内镜清洗消毒技术规范

[S]．2016．

[42] 国家卫生和计划生育委员会．WS/T 512－2016 医疗机构环境表面清洁与消毒管理规范[S]．2016．

[43] 国家卫生和计划生育委员会．WS/T 524－2016 医院感染暴发控制指南[S]．2016．

[44] 国家卫生和计划生育委员会．WS/T 525－2016 医院感染管理专业人员培训指南[S]．2016．

[45] 付强，刘运喜．医院感染监测基本数据集及质量控制指标集实施指南(2016版)[M]．北京:人民卫生出版社，2016．

[46] 国家卫生和计划生育委员会．WS/T 508－2016 医院医用织物洗涤消毒技术规范[S]．2016．

[47] 国家卫生和计划生育委员会．WS/T 509－2016 重症监护病房医院感染预防与控制规范[S]．2016．

[48] 王莹，李源，金学兰，等．基于共现分析的国际医院感染研究热点可视化探析[J]．中华医院感染学杂志，2017,27(18):4312－4316．

[49] 王力红，朱士俊．医院感染学[M]．北京：人民卫生出版社，2014．

[50] 李六亿，等．医院感染管理学[M]．北京：北京大学医学出版社，2010．

[51] 国家卫生健康委员会．WS/T 592－2018 医院感染预防与控制评价规范[S]．2018．

[52] 国家卫生健康委员会．WS/T 591－2018 医疗机构门急诊医院感染管理规范[S]．2018．

[53] 国家卫生和计划生育委员会．WS 310.1－2016 医院消毒供应中心第1部分:管理规范[S]．2016．

[54] 国家卫生和计划生育委员会．WS 310.2－2016 医院消毒供应中心第2部分:清洗消毒及灭菌技术操作规范[S]．2016．

[55] 国家卫生和计划生育委员会．WS 310.3－2016 医院消毒供应中心第3部分:清洗消毒及灭菌效果监测标准[S]．2016．

[56] 国家中医药管理局，国家卫生和计划生育委员会．中医医疗技术相关性感染预防与控制指南(试行)[EB/OL]．[2018]．http://www.satcm.gov.cn/e/search/result/index.php? page=0&searchid=122．

[57] 张树剑. 针刺消毒史:近代以来的曲折遭遇与社会反应[J]. 自然科学史研究, 2018.37(03):303-314.

[58] 白卫平,林南. 汤飞凡教授诞辰90周年纪念[J]. 中国科技史杂志,1987(6): 27-27.

[59] 崔富强. 全球扩大免疫规划实施进展回顾[J]. 中国疫苗和免疫,2016(2): 121-124.

[60] 刘学礼,LoisN. Magner. 琴纳、牛痘、疫苗[J]. 世界科学,1999(9):37-38.

[61] 杨金萍,胡春雨. 从永乐宫、宝宁寺壁画谈古代妇女产蓐过程及诊病禁限[J]. 山东中医药大学学报.2018,42(2):163-169.

[62] 孙思邈. 备急千金要方[M]. 北京:人民卫生出版社,1955.

[63] 葛洪晋. 葛洪肘后备急方[M]. 北京:人民卫生出版社,1963.

[64] 张仲景. 金匮要略[M]. 北京:中医古籍出版社,1997.

[65] 孙思邈. 备急千金要方[M]. 北京:人民卫生出版社,1955.

[66] 危亦林. 世医得效方[M]. 上海:上海科学技术出版社,1964.

[67] 徐春甫. 古今医统大全-上册[M]. 北京:人民卫生出版社,1991.

[68] 许慎. 说文解字[M]. 天津:天津古籍出版社,1991.

[69] 西周姬旦. 周礼[M]. 长沙:岳麓书社,2001.

[70] 西汉戴圣. 礼记[M]. 长沙:岳麓书社,2001.

[71] 陈连庆.《晋书·食货志》校注,《魏书·食货志》校注[M]. 长春:东北师范大学出版社,1999.

[72] 王建公. 直译《说疫气》[J]. 陕西中医函授,1982(02):48-49.

[73] 张仲景. 伤寒论[M]. 北京:中医古籍出版社,1997.

[74] 巢元方. 诸病源候论[M]. 北京:人民卫生出版社,1955.

[75] 吴有性. 温疫论[M]. 北京:人民卫生出版社,1990.

[76] 睡虎地秦墓竹简整理小组. 睡虎地秦墓竹简[M]. 北京:文物出版社,1990.

[77] 道宣. 续高僧传[M]. 北京:中华书局,2014.

[78] 吴自牧. 梦粱录[M]. 杭州:浙江人民出版社,1980.

[79] 赵佶. 圣济总录[M]. 北京:人民卫生出版社,1962.

[80] 李时珍. 本草纲目[M]. 南京:江苏科学技术出版社,2008.

[81] 陆羽,等. 茶经[M]. 杭州:浙江古籍出版社,2011.

[82] 徐松清. 宋会要辑稿[M]. 北京：中华书局,1957.

[83] 脱脱,等. 宋史[M]. 北京：中华书局,2000.

[84] 周煇宋. 清波杂志[M]. 上海：上海古籍出版社,1991.

[85] 严如煜,等. 汉南续修郡志(影印版)[M]. 1924-1925[民国13-14年]

[86] 张廷玉,等. 明史[M]. 北京：中华书局,2011.

[87] 夏燮,等. 明通鉴[M]. 北京：中华书局,2009.

[88] 山西省长治市地方志办公室整理. 潞安府志(顺治版·乾隆版)[M],北京：中华书局,2001.

[89] 马王堆汉墓帛书整理小组. 五十二病方[M]. 北京：文物出版社,1979.

[90] 姚春鹏译注. 黄帝内经[M]. 北京：中华书局,2010.

[91] 许国桢,等. 御药院方[M]. 北京：人民卫生出版社,1992.

[92] 陈寿,等. 三国志[M]. 上海：上海古籍出版社,2011.

[93] 宗檩,等. 荆楚岁时记[M]. 长沙：岳麓书社,1986.

[94] 朱肱,等. 伤寒类证活人书[M]. 北京：中医古籍出版社,2012.

[95] 皇甫谧,等. 针灸甲乙经[M]. 北京：人民卫生出版社,2006.

[96] 万全,等. 万密斋医学全书[M]. 北京：中国中医药出版社,1996.

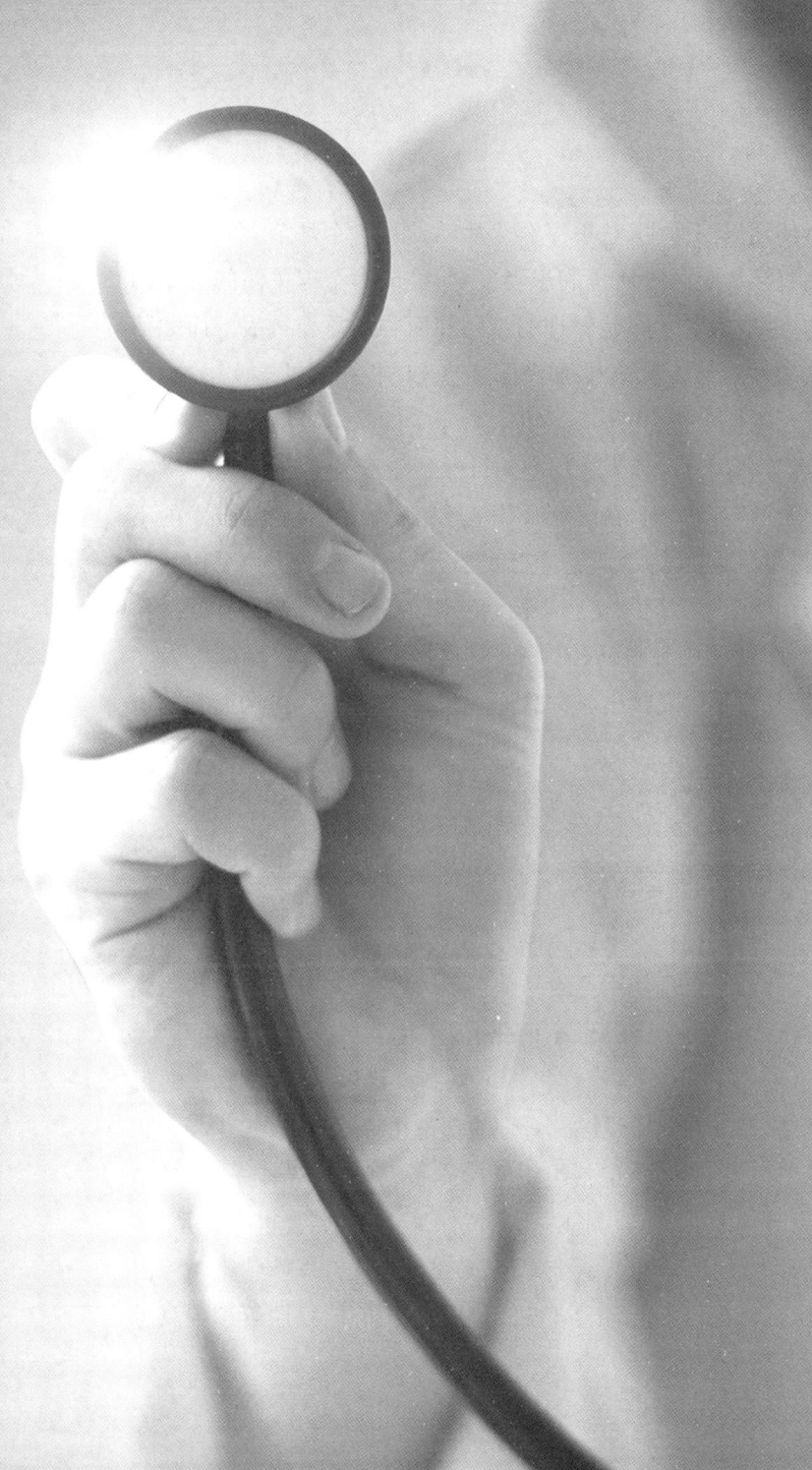

第二章

医院感染防控体系的建设

医院感染伴随医院而生,它贯穿医疗活动的每一个环节。医院感染的预防与控制直接影响医疗质量和患者安全,已成为全球关注的突出的公共卫生课题,也成为现代医院管理的难题和面临的重要挑战。而如何加强医院感染的预防与控制能力,加大医院感染防控措施的落实力度,提升医院感染管理工作水平,为患者提供一个安全的就医环境是卫生行政部门、医院管理者和广大医务人员的共同目标。随着医改的深入,三级综合医院正进入全面转型时期,在医疗服务量逐年递增的同时,新技术的不断涌现,医院将更注重疑难病、危急重症的救治,医院感染防控工作将面临更大的压力和挑战。如何夯实感染控制工作在全院工作中的基础性作用,构建科学的医院感染综合防治体系,使感染控制工作在保障患者安全,提升医疗服务质量中发挥出应有的价值,成为当今医疗机构面临的迫在眉睫的任务。

因此,医院的感染控制工作亟须向内涵建设纵深发展,从传统的基础感染控制(如手卫生、消毒隔离)作为防控手段的重心,延伸至对所有可能导致的医院感染途径和风险均需加以感染控制管理,包括重点部门及重点环节的防控、有创操作的感染防控、医疗器械的管控、医院空气净化、水源的管理、抗菌药物合理使用及耐药菌感染的管理等。由此可见,医院感染防控管理模式急需向系统化、全面化、规范化发展,同时必须能满足有效性、可行性的需求,能在各医疗机构可复制,可推广。因此我们通过不断实践和总结,率先在全质量医院管理的理论指导思想下,构建起一套医院感染综合防控管理体系,包括组织架构体系、制度建设体系、教育培训体系、风险管理体系、指标监测体系、支持保障体系、监督审查体系、绩效考核体系共计八大体系内容,从全方位、多维度地提升医院感染防控内涵建设水平,保证医院内部的各管理条线可以互相协作,摆脱管理中只见局部不见整体的不足,从预防感染入手,充分发挥感染控制前置的作用,全面达到医院感染管理的战略目标——提高医疗护理服务质量,保障患者安全,推动大型公立医院感染防控的发展和进步。

第一节 组织架构体系

一、医院感染组织架构体系的发展

医院感染管理是衡量现代医院管理水平的重要内容之一,医院感染预防与控制关系到医疗质量与患者安全。医院感染管理科是医院感染管理的核心部门,其工作质量的高低直接影响医院感染管理工作水平,并且医院感染管理工作需要一支素质优良、结构合理、多学科融合的专职管理人员队伍作为支撑。全面了解医院感染管理组织体系的发展及存在的问题,对于优化医院感染管理人员结构,促进医院感染管理科健康发展,推动医院感染管理学科进步具有深远意义。

世界各国的医院感染管理组织的名称、规模等虽各不相同,但基本上都是在医院的领导管理层设立一个专业委员会,其成员来自各种专业的技术人员和管理人员。我国医院感染管理组织机构的建立起步较晚,1988年11月30日,我国原卫生部颁布《建立健全医院感染管理组织的暂行办法》,规定300张床以上的医院设医院感染管理委员会,300张床以下的医院设医院感染管理小组,在院长领导下,全面负责医院感染的监控管理工作。本《办法》的颁布第一次使医院感染管理工作有了组织保证。1994年,原卫生部组织调查组对我国具有代表性的省市128所医院的医院感染管理工作进行专题调查,已有98%的医院建立医院感染管理委员会或感染管理小组,并制定有工作职责、任务和计划;94%的医院成立了医院感染管理科,并配备了专职人员。至此,我国的医院感染管理体系基本建立。

近年来,我国政府和卫生行政部门十分重视医院感染管理工作,颁布了一系列法律、法规和规范,为医院感染法制化管理提供了依据,使医院感染管理在组织结构、人员配备上有了政策保障。2000年11月30日,我国原卫生部颁布《医院感染管理规范(试行)》,进一步对医院感染管理组织与职责做出明确规定。《规范》规定各级各类医院必须成立医院感染管理委员会;300张床位以上的医院设医院感染管理科,300张床位以下的医院应配备医院感染管理专职人员;临床科室应建立医院感染管理小组;并对各级管理组织的人员组成及职责做出详细规定。本《规范》的颁布对加强医院感染管理组织建设起到了明显的推动作用。随后,原卫生部于2006年6月15日颁布《医院感染管理办法》,规定住院床位总数在100张以上的医院应当设立医院感染管理委员会和独立的医院感染管理部门;住院床位总数在100张以下的医院应当指定分管医院感染管理工作的部门;其他医疗机构应当有医院感染管理专(兼)职人员。可见,随着医院的发展,医院感染管理涉及的工作越来越多,医院感染管理组织建设也随之加强,逐渐形成了以医院感染管理委员会、医院感染管理科、临床医院感染管理小组为主要医院感染管理组织的三级网络管理模式。

2015年中国医院协会组织对全国12个省市166所医院进行了医院感染管理组织建设30年发展情况的调查。调查显示,各级医院绝大多数按照2006年原卫生部发布的《医院感染管理办法》要求建立了独立的医院感染管理科。但仍有极少数医院,主要是二级医院,床位数≥1000,仍未配置独立的医院感染管理科,医院感染管理工作人员数量不足,不能满足基本医院感染管理任务需要。

医院感染管理专职人员数量从1995年的161名,增加至2015年的818名;但每千张床位专职人员数从1995年的4.80名,2005年的4.51名,下降至2015年的4.09名。随着医院每年住院患者人数不断增加,医院大规模扩张床位数,尽管医院感染管理专职人员绝对数大幅增加,但仍跟不上医院床位数增加的幅度,导致了专职人员相对不足。医院感染管理专职人员的学历有所提升,1995年以前以大专及以下学历为主,2015年总体以本科学历为主,且硕士和博士学历的人员数量有明显增加。1995—2005年医院感染管理专职人员以护理专业为主;2005—2015年一定规模数量的临床医学、公卫、检验、其他专业人员加入到医院感染管理专职人员队伍。人员数量增加、学历提升、多学科融合的人才队伍，为更好地开展我国医院感染管理工作奠定了基础。

近30年来我国医院感染管理组织建设工作取得了一定的成绩，医院感染管理组织从无到有，专职人员数量及素质大幅提升，但仍存在诸多问题：各地区医院感染管理组织建设不平衡；专职人员数量的增加跟不上医院床位数增加的幅度；未设独立的学科，后备力量不足；专业知识涉及多学科，难以全部掌握；医院感染管理人员仍未受到重视，感染防控措施执行力度不够；与国外医院感染管理建设仍有一定的差距。因此，需要医院领导的高度重视，落实医院感染管理办法与医院感染监测规范的要求，配备合适数量的专职人员，满足开展医院感染管理工作的需要，切实开展医院感染监测与防控，以及更多感染控制人的努力，进一步推动中国感染控制事业的发展与进步。

二、医院感染组织架构体系的建设

构建医院感染管理三级网络架构（图2-1），从院级行政指导干预和科室主动管理的院科两级层面推动和保障医院感染防控工作能有效下沉至临床一线科室，提升医院感染管理的实效。在院级管理网络架构中，全院在医院感染管理委员会的领导下，制订医院感染防控管理工作的总体规划，确定预防和控制医院的规章制度并定期组织监督和评价。医院感染管理科作为院级核心行政职能科室，负责医院感染管理的各项日常工作，包括医院感染监测、督查、反馈、调查分析、监督整改、培训及考核等措施的执行。同时，微生物实验室及感染性疾病科为医院感染管理科日常工作提供有效的专业把控和技术支撑。医院感染管理专家组为院级医院感染管理工作提供各专业领域的建设意见及感染预防及治疗经验。在科级网络架构中，在科室及护理单元层面成立医院感染管理小组，由科室负责人、护理单元护士长、医院感染兼职医生和医院感染兼职护士组成，负责科室及护理单元医院感染管理的各项日常工作，包括医院感染监测、督查、反馈、培训及考核等措施的执行。同时以加强医院感染专职、兼职人员队伍建设为核心,培养一支基于临床实践感染控制的一线医生和护士队伍,从临床入手,提高对医院感染防控风险的敏锐性和控制感染发生的能力,使感染防控工作做到实处。

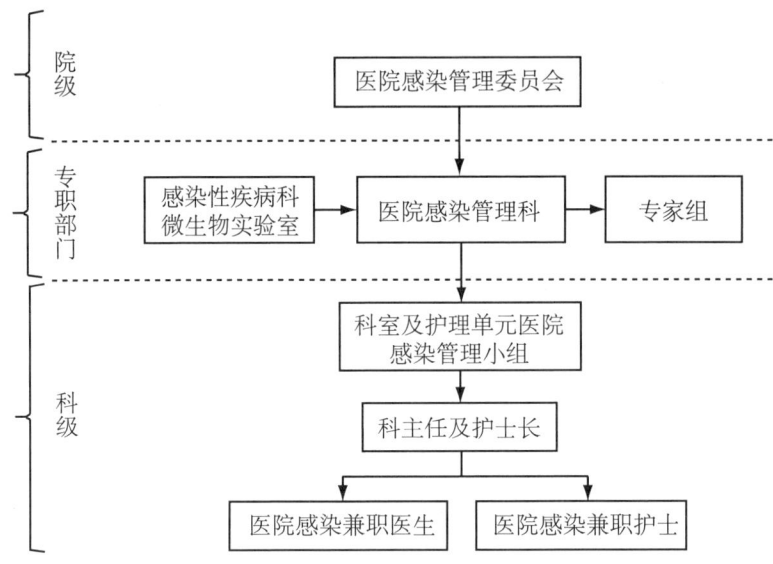

图2-1 医院感染管理网络架构图

(一) 医院感染管理委员会

医院感染管理委员会是医疗机构中医院感染管理的最高组织机构和决策机构,负责制订本医疗机构医院感染管理计划及医院感染防控总体方案,并对医院感染管理工作进行监督和评价。

1. 医院感染管理委员会的成员构成

医院感染管理委员会应设主任委员、副主任委员和委员。主任委员由医院院长或者主管医疗工作的副院长担任,负责统筹和协调医院感染管理与医院整体医疗和护理管理工作。副主任委员应具有必要的医院感染管理与防控知识,一般由医院感染科主任、护理部主任、临床药学科主任担任,负责委员会主要工作的落实。由于医院感染管理工作涉及医疗、护理、后勤保障等多方面,贯穿于整个医院管理的全过程,为便于部门间的沟通与协调,委员会一般成员应包括医院感染管理部门、医务部门、护理部门、临床科室、消毒供应室、手术室、临床检验部门、药事管理部门、设备管理部门、后勤保障部门及其他有关部门的负责人。

2. 医院感染管理委员会的职责

(1) 认真贯彻医院感染管理方面的法律、法规及技术规范、标准,审议医院预防和控制医院感染的规章制度、感染诊断标准并监督实施。

(2) 根据预防医院感染和卫生学要求,对医院的建筑设计、重点科室建设的基本标准、基本设施和工作流程进行审查并提出意见。

(3) 审议医院的医院感染管理工作计划,评估计划的实施。

(4) 审议医院的医院感染重点部门、重点环节、重点流程、危险因素和采取的干预措施,明确各有关部门、员工在预防和控制医院感染工作中的责任。

(5) 审议医院发生医院感染暴发及出现不明原因传染性疾病或者特殊病原体感染等事件时的控制预案。

(6) 根据医院病原体特点和耐药现状,配合药物治疗和药事管理委员会提出使用抗菌药物的指导意见。

(7) 建立医院感染会议制度,研究、协调和解决有关医院感染管理方面的问题,共同确定阶段性工作目标并部署对口检查工作。

(8) 其他有关医院感染管理的重要事宜。

(二) 医院感染管理科

医院感染管理科是医疗机构中医院感染管理院级架构中重要的感染管理实施力量,负责医院感染管理工作的组织与实施,医院感染管理科在院领导和医院感染管理委员会的领导下,在医疗行政部门的指导下行使管理和监督职能,具有对医疗机构中医院感染相关事件的处理进行专业技术指导的业务职能,是肩负管理和专业技术指导双重职责的科室。

1. 医院感染管理科的成员构成

医院感染管理是一个涉及管理学和多学科相互交叉渗透的综合性的

学科领域,医院感染管理科人员配置应满足其管理和专业的双重职能要求。2011年,我国原卫生部《三级综合医院评审标准》中明确要求,医院应有医院感染管理部门,配备专兼职人员,负责医院感染管理工作,负责人为副高级以上专业技术职称,人员配置应满足临床需要。《医院感染监测规范》规定,至少每200~250张实际开放床位配备1名专职人员,人员背景以医疗、护理、检验、预防医学多学科组成为宜,同时需要加强专职人员培训,提高专职人员的专业素质。

2. 医院感染管理科的职责

(1) 在医院感染管理委员会的领导下,负责医院感染管理日常工作。对医院感染发生状况进行调查、统计分析,并向医院感染管理委员会或者分管院长报告,并向全院反馈。

(2) 对有关预防和控制医院感染管理规章制度的落实情况进行检查和指导。

(3) 对医院感染及其相关危险因素进行监测、分析和反馈,针对问题提出控制措施并指导实施。

(4) 对医院的清洁、消毒灭菌与隔离、无菌操作技术、医疗废弃物管理等工作进行督查和指导。

(5) 对传染病的医院感染控制提供指导工作。

(6) 对职工的职业安全防护提供指导工作。

(7) 负责传染病、地方病、慢性非传染性疾病及与公共卫生相关疾病的预防控制并组织实施,做好传染病上报工作。

(8) 负责医院的临床医技科室紫外线强度监测管理,医务人员职业暴露上报处理与随访。

(9) 在发生重大突发疫情时与相关职能部门共同处理重大突发疫情并实施紧急处置,防控疫情的发生和蔓延,做好消毒隔离工作。

(10) 负责医院感染控制培训中职业防护知识的培训。

(11) 对医院感染暴发事件进行报告和调查分析,提出控制措施并配合职能处室协调、组织有关部门进行处理。

（12）对全院医务人员进行医院感染防控知识的培训工作。

（13）在医务处、临床药学科的合作下进行抗菌药物临床应用的管理工作。

（14）参与对消毒药械和一次性使用医疗器械、器具的相关证明进行审核。

（15）在微生物室的协作下建立细菌耐药监测及预警机制，监测医院各重点部门的医院感染病原微生物及耐药率，并进行分析反馈。

（16）组织开展医院感染预防与控制方面的科研工作。

（17）完成医院感染管理委员会交办的其他工作。

（三）临床医院感染管理小组

临床医院感染管理小组是医疗机构中医院感染管理三级组织的"基层"组织，也是医院感染防控的"一线"力量，是各种医院感染管理和控制制度的实践者，是医院感染控制措施的实施者。医院感染管理小组工作职责履行得是否到位，直接决定了整个医院感染控制工作完成情况。

1. 临床医院感染管理小组的成员构成

临床医院感染管理小组由科室负责人、护理单元护士长、医院感染管理兼职医生和医院感染管理兼职护士组成，负责科室及护理单元医院感染管理工作，并完成医院感染管理科交办的相关工作。科室负责人为临床科室医院感染管理第一责任人，护士长负责医院感染管理具体工作的监督和指导。医院感染兼职管理人员由医院感染兼职护士及医院感染兼职医生组成。医院感染管理兼职护士由护理部指定，每个护理单元1名，该人员为工作至少3年以上的护士。医院感染管理兼职医生由各临床科室主任指定1名医师，职称为主治医师以上（含主治医师）。兼职护士及医生执行2年任期，并在医院感染管理专职人员指导和带动下，接受感染管理控制知识培训、开展医院感染管理防控措施的自查监督工作。医院感染管理科负责对上述医院感染兼职管理人员进行岗位职责的认定、专业感染控制知识的培训及考核和岗位职责落实情况的核查，并每月计入各兼职人员绩效考核中。一般考核周期为两年，实行岗位聘任制。

2. 临床医院感染管理小组的职责

（1）负责本科室医院感染管理的各项工作，制订本科室医院感染管理制度。

（2）组织实施医院和本科室医院感染相关制度和规范。

（3）组织本科室人员参加医院预防、控制医院感染知识的培训。

（4）对本科室医院感染病例及感染环节进行监测，并定期对监测数据进行分析，根据分析结果，针对性地采取有效措施，降低本科室医院感染发生率。

（5）制订本科室医院感染暴发应急处置方案，并进行培训，发现有医院感染暴发流行趋势时，及时报告医院感染管理科和业务主管部门，并积极协助调查，配合控制。

（6）监督本科室人员执行手卫生、无菌操作、消毒隔离制度等医院感染防控基本措施，并进行自查和改进，做好记录。

（7）做好对本科室流动人员的岗前医院感染相关知识培训和考核，保证本科室所有工作人员对医院感染防控制度和措施的落实。

（8）做好对患者、陪护者及探视者的医院感染相关知识和防控措施的宣教，使之配合医院做好医院感染防控工作。

（9）定期召开小组会议，讨论本科室医院感染相关事宜，对发现问题提出解决方案，做到医院感染管理质量持续改进。

医院感染兼职队伍建设方法见第三章第二节。

（四）其他科室

医院感染管理工作是一项涉及多领域、多学科，需要多部门合作完成的系统工作，因此，医疗机构中相关职能部门、医技科室有义务配合医院感染管理委员会和医院感染管理科，共同做好本医院的医院感染防控工作，提高总体医疗质量，保障患者安全。

1. 微生物实验室及感染性疾病科

微生物实验室及感染性疾病科为医院感染管理科日常工作提供有效的专业把控和技术支撑。按照医院感染管理科要求配备微生物实验室相应人员和设备,开展微生物监测新技术。为微生物检测提供完备的技术保障,为感染防控提供微生物相关数据分析,为抗菌药物合理使用提供耐药监测统计。按照国家卫生计生委办公厅印发的《关于二级以上综合医院感染性疾病科建设的通知》(国卫办医函[2016]1281号)进行感染性疾病科的建设。为感染性疾病的诊治提供专业建议等。

2. 临床药学科

临床药学科为临床抗菌药物的正确使用提供理论知识和应用指导,以提高抗菌药物临床应用的合理率。监测医院抗菌药物使用情况,定期分析医院及各科室抗菌药物压力,分析细菌耐药趋势,及时为临床提供抗菌药物相关信息,指导临床科室经验性选用抗菌药物。参与制订医院《抗菌药物合理使用管理制度》,并监督临床医务人员的执行情况。为相关管理部门提供本院抗菌药物使用量及用药合理性评价,为管理部门制订和改进管理制度和方法提供依据。

3. 医院感染管理专家组

建立医院感染管理专家组,专家组成员由医院感染科、呼吸科、危重病科、血液科、感染性疾病科、外科、检验科、临床药学科等专业的高级职称医生,以及专职伤口护理组和消毒隔离组的护理专业人员组成。医院感染管理专家组为院级医院感染管理工作提供各专业领域的建设意见及感染预防及治疗经验。医院感染管理专家组一般以会诊形式参与日常感染防控工作,也可以多学科讨论形式针对发生的感染相关事件进行分析并提供改进意见。

第二节 制度管理体系

一、医院感染制度管理的意义

医院感染学科作为医学领域中一门正在兴起的交叉性、边缘性学科,其内容涉及临床医学、传染病学、流行病学、预防医学、微生物学、临床药学、护理学、卫生统计学、管理学等多个知识理论领域,其专业性、科学性和重要性越来越得到众多医院的认可。而医院感染管理是针对医院在对患者诊治过程中出现的感染情况,运用有关的理论和方法,对医院感染现象进行不断地分析研究,总结客观规律,通过周密的预防和控制措施,减少医院感染发生。要让医院感染管理走上规范之路,必须建立完善的、系统的、全面的医院感染管理的理论及实际指导依据。因此,在原国家原卫生部医政司的政策指引及推动下,我国的医院感染管理制度规范体系经过30年感染控制前辈和同道们的构建,通过建立健全医院感染防控的法律法规,建立政府发布的行政规定和行业组织、学术组织制定的技术指南和标准,已逐渐推进医院感染防控管理步入全面化、专业化的发展道路。

与此同时,医院感染管理工作也逐步成为评价医院医疗质量的重要指标之一,通过质量万里行、医院等级医院评审等大规模全国质控检查及督导,使各级医疗机构对控制预防医院感染,加强院内感染的管理有了更深的认识,也进一步从专业角度使医疗机构了解到降低医院感染发病率与医疗质量和患者安全密切相关,是提高医疗质量的安全保障。随着近年来各类法律法规、制度规范以及行业指南的相继颁布,也为各级医疗机构提供了医院感染管理的制度准绳,为开展医院感染管理工作提供了有法可依,有章可循的实践指引。

二、医院感染制度管理体系的建设

(一)国家层面医院感染管理制度体系基本建立

早在20世纪80年代,为解决医院消毒、灭菌工作中较普遍存在的感染防控问题,原国家原卫生部邀请有关专家共同研讨,制定并与1987年9月颁布了《消毒管理办法(试行)》(卫防字[87]第49号)。此管理办法是首部国家的消毒灭菌质量控制方面的法规,为全国各级医院在相关工作或操作中提供了强有力的实践支撑依据,在相当程度上有效保证了医疗过程涉及的消毒灭菌质量。1988年2月,原国家原卫生部颁布了《医院消毒供应室验收标准(试行)》,明确要求全国各地各医疗机构对消毒供应室进行检查并严格按照此标准进行验收,这项举措有力地促进了医疗机构消毒供应室的规范化建设。同年11月,原国家原卫生部《建立健全医院感染管理组织的暂行办法》(卫医字[88]第39号)颁布,其中对医院感染管理的组织架构建设有了明确的说明和要求。1989年2月,第一部《中华人民共和国传染病防治法》由第七届全国人民代表大会常务委员会第六次会议通过,作为第一部传染病相关法律,为预防、控制和消除传染病的发生与流行、保障人民健康和公共卫生、提高医务人员对传染病的预防、建立完整的国家层面的传染病预警和疫情控制制度,奠定了坚实的法律准绳和组织保障。至20世纪90年代,医院感染管理工作逐渐在全国范围内医疗机构开始铺开,1994年10月,《医院感染管理规范(试行)》(卫医发[1994]第36号)颁布,该规范明确了医院感染管理工作必须从组织构建、监测开展、严格监督管理三个关键环节入手,三者相辅相成,缺一不可,也是国家第一部系统解读医院感染管理具体工作性质及内容的规范,为医院感染管理工作的专职人员提供了纲领性的工作指导。2001年1月,原卫生部颁布了《医院感染诊断标准(试行)》(卫医发[2001]第2号),该标准明确了各类医院感染的定义和诊断标准,为医疗机构的感染病例监控提供了理论依据。2002年11月,原卫生部发布了《消毒技术规范》(卫监发[2002]第282号),该规范提出了医疗机构基本的消毒管理要求,包括总则、消毒产品检验技术规范、医疗机构消毒技术规范和疫源地消毒技术规范四部分,是首部国内指导消毒方法和效果监测方法的较完整的规范性指南。

  2003年"非典"在中华大地的肆虐,医务人员在救治患者的同时,也成了"非典"的受害者。此时,医院感染管理工作受到了前所未有的重视,同年5月4日,原卫生部印发《传染性非典型肺炎医院感染控制指导原则(试行)》,首次从建筑布局、工作流程、消毒隔离、职业防护尤其是分级防护等方面做了详细要求,为突发传染病的医院感染的预防与控制奠定了基础。此后的十余年间,各种医院感染防控的条例、规范、指南相继集中出台,包括《医疗废弃物管理条例》《内镜清洗消毒技术规范》《抗菌药物临床应用指导原则》《医院感染管理办法》、《医院消毒供应中心第一部分：管理规范》等三个消毒供应中心行业标准、《医院隔离技术规范》《医院感染监测规范》《医务人员手卫生规范》《医院感染暴发报告与处置管理规范》《外科手术部位感染预防与控制技术指南（试行）》和《基层医疗机构医院感染管理基本要求》等，基本涵盖了医院感染管理的各个方面，从一定程度上为各级医疗机构提供了切实可行的医院感染制度的参考依据。

截至2015年6月，我国医院感染管理制度规范体系主体架构除包括《中华人民共和国传染病防治法》《中华人民共和国职业病防治法》两部法律和《突发公共卫生事件应急条例》等5项法规外，还包括医院感染管理规章14个，国家卫生专业标准8个，国务院办公厅和行业主管部门下发的规范性文件43个，为依法、规范实施医院感染管理奠定坚实的制度基础。2016年，国家卫计委又先后集中颁布了包括《医院感染管理专业人员培训指南》《软式内镜清洗消毒技术规范》和《病区医院感染管理规范》等12项规范及指南。这些法律法规的颁布对推动我国开展医院感染管理工作起到了重要的作用，也标志着我国医院感染的制度管理体系基本建立。

（二）医院层面医院感染管理制度的制定

随着原国家卫计委以及全国各级医院感染质控中心和学术机构对医院感染管理的关注和重视，我国医院感染管理工作组织建设及人员配备均有了长足的进步，促使医院层面的医院感染管理制度建设也在不断夯实和持续完善中。陕西省医院感染质控中心调查结果显示绝大部分医院能够对医院感染管理相关职责制度进行及时制定、修订。几乎所有医院均建立了健全的医院感染暴发管理制度。

为保证上海市第一人民医院感染防控管理工作能按照国家卫生行政部门各级各类法律、法规、制度、指南、规范等相关要求的规定，为感染防控工作的推进有法可依，有章可循，2017年上海市第一人民医院防控管理工作的管理制度和标准操作流程进行全面梳理，按照最新的规范、指南、要求进行重新审核更新，制定《上海市第一人民医院感染防控制度及SOP汇编（2017版）》，（以下简称"制度汇编"），搭建院级层面的制度管理体系。

此制度管理体系覆盖医院感染管理的所有内容,共计17个模块内容,91项制度。主要包括:

医院感染管理网络架构;

医院感染相关事件报告;

医院感染监测管理;

医院感染培训及考核;

医院感染管理督查;

职业暴露管理;

医院感染防控基本技术标准操作流程;

重点部位医院感染防控标准操作流程;

重点部门医院感染防控;

清洁、消毒与灭菌;

临床微生物采集和送检;

耐药菌监测、预防与控制;

抗菌药物临床应用管理;

消毒药械和一次性使用医疗器械器具管理;

医疗废弃物和污水管理;

传染病管理;

食源性疾病管理。

(三) 科室层面医院感染标准操作流程(SOP)的制定

临床科室及重点科室或部门必须在医院层面医院感染防控制度基础上,参照原国家原卫生部等上级行政部门的文件要求,结合各科室临床特点和医院感染类型,制订科级层面医院感染防控标准操作流程,科级层面医院感染防控 SOP 至少包括:

消毒隔离 SOP;

手卫生 SOP;

工作人员的标准预防 SOP;

医疗废弃物管理 SOP;

职业安全防护SOP；

医院感染突发事件的应急预案。

同时各临床科室可按照自身科室或部门特点，增加科室的个性化管理制度或SOP，原则上与医院管理制度不冲突，并有效衔接，由医院感染管理科负责对科级的医院感染SOP进行审核并提出修改意见，作为科室长期日常医院感染防控工作的参照。

三、制度管理体系的应用

（一）作为监督审查体系的基础：医院感染管理科对照制度汇编中17个模块的相应制度，制作各科室以及各环节的督查表单，依据表单内容设置标准打分项，用于评价科室或环节的质量控制情况，促进制度的落实、推进及持续改进工作，同时可应用各类医院质量管理工具加强优化。

（二）作为教育培训体系的内容：制度汇编中的相关制度均来自于国家层面的标准、规范及指南，因此可为医院感染控制知识的宣传和教育提供标准的参照范本。

（三）作为绩效考核体系的参考：根据制度汇编中的制度，可实施医院感染管理质量控制的考核，针对不同人群，不同部门或不同环节设定不同的绩效考核内容，促进全医院感染控质量持续提高。

（四）及时更新修订：制度管理体系中的内容必须与时俱进，并与医院的实际操作情况相符合，因此，必须定期对现有的制度进行更新和修订，一般3～5年更新一次，如有单个制度的更改，可提交医院感染管理委员会进行讨论，委员会半数以上通过后，可下发科室作为依据参照执行。

第三节 教育培训体系

一、医院感染防控教育培训体系的发展

随着医疗技术与理念的发展，发达国家医院感染防控的理念日益更

新，我国亦与时俱进，将循证医学的理念应用于医院感染的防控中，使医院感染管理的知识体系和防控措施日益完善。而知识体系的更新离不开国家法律法规的支持，自2001年《医院感染诊断标准（试行）》修订后，国家相继出台了一系列法律、法规、规范、指南和标准，比如《医院感染管理办法》《医院感染监测规范》和《医务人员手卫生规范》等，并借助国内外行业学术组织完善了各项技术指南，2016年更新了《口腔器械消毒灭菌技术操作规范》《软式内镜清洗消毒技术规范》《重症监护病房医院感染预防与控制规范》和《病区医院感染管理规范》等十几项新指南。这些文件都是建造医院感染防控教育培训体系的坚实地基。

我国通过建立国家级和省级医院感染质量控制中心、协助开展医院感染防控相关技术性工作以及培训，以提高各级医疗机构医务人员医院感染防控能力，并从基层医疗机构做起，这对降低医院感染、提升医疗质量和保障患者安全起到了非常重要的作用。由于我国是从法规上对人员配备的数量和专业上提出了明确的要求，各级医疗机构尤其是大医院对此尤为重视，较多医院配备了跨越临床、公卫、检验、药剂等不同专业的具备博士、硕士学位的高学历人才从事医院感染管理工作。这些高学历的专职人员在接受国家级/省级医院感染质量控制中心的培训并考核合格后，均可成为培训其他医疗工作者医院感染防控知识的强大师资力量，甚至在各高校的教学医院中，担负起医学生的医院感染防控知识的教学任务。

近年来，不少医院感染防控专家提出医院感染防控的教育培训应始于医学生阶段，故应当建设医院感染学科。目前，医院感染学尚未发展为一门独立学科，无法列入高等医学院校的正式课程，甚至未列入选修课程。各学科教材虽有更新，但涉及医院感染防控的相关内容相对较分散，同时可以因教材编写的专家对医院感染防控知识的重视程度、认知的不同而有差异。例如，根据《医务人员手卫生规范》，无菌操作前必须进行手卫生，但是在《国家医师资格考试实践技能应试指南：临床执业医师》中8项无菌操作技术：换药与拆线、吸痰术、导尿术、动静脉穿刺术、胸腔穿刺术、腹腔穿刺术、腰椎穿刺术以及骨髓穿刺术,提及操作前做手卫生的有3项,提及需要戴无菌手套的有6项,在戴无菌手套之前同时提及做手卫生的仅有1项,且也未区分洗手和卫生手消毒的概念。这些"被忽略"的手卫生恰恰是无菌操作的关键,是医院感染防控的关键。医学生并未学习到完整的"无菌操作"步骤,以至于在实际操作中,有些医生坚持只要"我的手没有直接接触到消毒的地方""我已经戴了无菌手套了"就行了,做手卫生是"额外"的、"多此一举",手卫生依从性差,无形中为感染控制工作人员传播正确的医院感染防控理念增加了障碍。而如果在医学生阶段就能系统的进行《医院感染学》的学习,哪怕仅仅是最基础的医院感染防控知识,或许能从根源上提高医务人员医院感染防控的理念。

二、医院感染教育培训体系建设

由于医院感染防控需要医生、护士、技师、药师以及运送、保洁人员的共同参与,因此,在医院内,对各类人员均需进行医院感染防控知识的普及。医院感染防控知识的普及不但可以提高一线员工对预防及控制医院感染的意识,还能通过各级各类人员有针对性的分级分层培训,有系统、有步骤地实施和提升医院感染的防控能力。感染控制专职人员在针对各级人员做培训时亦可将重要的防控要点集束化处理,如手术部位感染防控bundle、呼吸机相关肺炎防控bundle、导尿管相关尿路感染防控bundle、中央导管相关血流感染防控bundle等,方便各级人员掌握并实施。通过培训,医务人员可掌握手卫生、隔离技术、标准预防和各种感染类型的防控措施,将医院感染扼杀在摇篮中。在医院内建立医院感染的教育培训体系,需对师资力量、培训对象、培训内容、培训方式及培训后考核分别进行管理。

(一) 医院感染教育培训师资要求

1. 参与全院医院感染相关教育培训的师资通常由医院感染管理科的专职人员担任,也可以来自临床科室和其他部门的感染病科专家、微生物学专家等担任,要求必须满足以下各项:①符合与医院感染控制技术相关的专业背景,包括临床医学、护理学、公共卫生及流行病学、临床药学、微生物检验等;②必须已参加省级以上医院感染岗位培训班并通过考核;③1年内参加15学时及以上的医院感染相关继续教育学习班或会议。

2. 参与科内医院感染相关教育培训的师资,要求满足以下其中一项:①参加医院组织的医院感染管理科组织的医院感染知识培训并通过考核;②参加培训级别为省级以上医院感染岗位培训班并通过考核。

(二)教育培训对象要求

由于医院各级人员职责分工不同,各自在工作中面向医院感染防控的切入点不同,需掌握不同知识,应当予以不同培训。我们可以按人员、重点部门及重点部位进行分类,根据对不同教育培训对象的职业、所在科室或部门以及涉及的重点关注的感染控制关键点,设计不同的教育培训内容。

1. 人员

包括医院感染专职人员、医院感染兼职医生和护士专员、感染性疾病科和微生物室人员、临床医生(可细分内、外、妇、儿、皮肤、口腔、中医等)和医技人员、护理人员、工勤保洁运送人员、新职工、住院基地规范化培训和专科规范化培训医生、实习生、研究生和进修生、行政人员及其他专技人员。

2. 重点部门

包括手术室、介入中心(导管室)、消毒供应中心、产房、人流室、婴儿室、新生儿病房、重症监护病房(ICU)、骨髓移植病房、感染性疾病科、口腔科、血液透析室、消化内镜中心、支气管镜室、静脉调配中心等。

3. 重点部位

包括手卫生、职业防护、医疗废弃物的处置、抗菌药物合理使用、多重耐药菌防控、一次性使用无菌医疗用品的管理,以及各类手术、诊疗操作等。

(三)教育培训内容要求

医院感染防控的培训内容应当包括:

1. 国家颁布的与医院感染管理相关的法律、法规、规范、标准及文件。

2. 医院感染管理相关制度、规定、标准操作规程及流程。

3. 医院感染防控专业理论知识。

4. 医院感染防控实用技能。

另外,应在全员培训的基础上对医院感染防控重点部门工作人员、医院感染防控重点环节工作人员、新入院各类工作人员及新建科室工作人员,进行针对性培训。比如应针对重症监护室的护理人员及工勤人员加强环境物表面清洁消毒的培训,应针对外科医生及护士、换药小组人员、麻醉医生加强手术部位感染防控的培训等。另外,有些医院感染防控虽然全体员工都有涉及,比如,多重耐药菌防控需要医生、护士、工勤人员及行政管理部门共同参与,但不同的人群进行培训时应当做调整。比如,面向临床医生时应当有合理使用抗菌药物的内容,面向护士时应当有护理操作规范性的内容如规范吸痰、留置导尿和深静脉的护理等,面向工勤人员时应当有环境物表面的清洁消毒、医用织物和医疗废弃物正确处置的内容。

(四) 教育培训方式要求

1. 现场培训模式

医院感染专职人员应及时更新各项规范、指南并进行学习,而后定期(建议每月1~2次)对各部门医院感染兼职医生、护士及工勤人员进行医院感染知识培训,再由这些人员将知识要点传达给相应部门其他工作人员,争取做到全院全覆盖。授课方式可以通过讲解PPT,或播放视频,或实训操作,或病例讨论的模式来实现。授课者不拘于医院感染专职人员,亦可邀请院内其他部门的专家进行讲解,比如感染病科专家、微生物学专家等。也可请其他经验丰富的医务人员、工勤人员来讲解,条件允许亦可邀请其他医院的知名专家来授课,加强医院与医院间感染控制文化的交流。

2. 网络教育模式

医院感染防控相关知识可以挂在医院内网络教育网站上,并可分为理论培训与操作培训。

理论培训可包括各项指南规范及相应PPT,按模块可划分为:医院感染的基本知识、医院感染预防与控制基本技术、职业防护、医疗废弃物管理、消毒隔离技术、微生物标本的采集与运送、重点部位/人群医院感染预防与控制、抗菌药物管理等,包括最新指南及相应PPT(详见表2-1)。同时,在面向不同职业的培训对象时,所显示的培训内容应适当进行调整。

操作培训可录制为视频,按模块可划分为:手卫生、口罩的穿戴和脱卸、隔离衣的穿戴和脱卸、外科换药、临床微生物标本采集与送检(详见表2-2)。

表2-1 医院感染网络教育学院理论培训学习课件

医院感染预防与控制基本技术	标准预防
	医务人员手卫生规范
	病区医院感染管理规范
医院感染的基本知识	医院感染和医院感染暴发的定义、报告和处置流程
	医院感染暴发控制指南
	传染病和慢性病的上报和处置流程
	中华人民共和国传染病防治法
职业防护	血源性病原体职业防护接触导则
	医务人员艾滋病病毒职业暴露防护工作指导原则
	职业暴露的处置和防护
医疗废弃物管理	医疗废弃物定义、分类和处置
	医疗废弃物管理条例
消毒隔离技术	清洁、消毒隔离技术基本知识
	医院消毒卫生标准
	医院隔离技术规范
	口腔器械消毒灭菌技术操作规范
	软式内镜清洗消毒技术规范
	清洁、消毒及灭菌技术操作规范
	医疗机构环境表面清洁与消毒管理规范
	医用织物洗涤技术规范

续表

微生物标本的采集与运送	临床微生物标本的采集与运送
	环境微生物标本的采集与运送
	下呼吸道感染细菌培养操作指南
重点部位/人群医院感染预防与控制	呼吸机相关性肺炎的预防与控制
	导尿管相关尿路感染的预防与控制
	中央导管相关血流感染的预防与控制
	外科手术部位感染的预防与控制
	多重耐药菌的预防与控制
	重症医学科建设与管理指南
	手术室管理规范
	新生儿室建设与管理规范
	血液透析室管理规范
抗菌药物管理	抗菌药物临床应用指导原则
	抗菌药物预防性应用的基本原则
	抗菌药物在特殊人群中的应用
	剖宫产手术围手术期预防用抗菌药物管理
	Ⅰ类切口手术围手术期预防用抗菌药物管理

表2-2 医院感染网络教育学院操作培训视频课件

手卫生	流动水洗手
	卫生手消毒
	外科手消毒
	无菌手套的穿戴和脱卸
口罩的戴和脱	外科口罩的戴和脱
	医用防护口罩的戴和脱
隔离衣的穿和脱	隔离衣的穿和脱
外科换药	外科换药
临床微生物标本采集与送检	临床微生物标本采集与送检

3．医院感染文化宣传教育

医院感染文化是指在医院感染管理活动过程中,形成的有形及无形的产品、思维、信息及思想。文化的作用是潜移默化及渗透,教育培训亦可通过宣传医院感染文化的模式普及到医院内每一位工作人员。

医院感染文化实践可以丰富多彩,比如,组织各种形式的医院感染知识竞赛,制作医院感染防控相关知识宣传小册子,并以口袋书形式人手一本,在病区内张贴感染控制宣传画,在医院感染管理微信公众号发布推出医院感染科普文章,召开感染控制宣传周活动等,都是宣传医院感染文化的载体与形式,亦是医院感染教育培训的承载方式之一。

医院感染管理科应每年举办感染控制宣传周,并根据所选宣传主题组织各项活动如专家讲座、病例讨论、知识竞赛、实训操作、制作展板及宣传手册等,宣传感染控制文化的同时加强对相应工作人员医院感染知识的教育培训。

（五）培训考核要求

1．医院感染兼职医生和护士由医院感染管理科组织相应考核,每月一次,考核结果纳入医院感染兼职人员月度绩效考核中。

2．医生和医技人员在"三基"考核中进行医院感染理论知识和操作的考核,每年一次,并与个人职称评聘和科室年度考核挂钩。

3．所有护士由护理部组织相应医院感染知识考核,在职职工至少每月一次,考核结果纳入护士月度及年度绩效考核中,并将结果汇总至医院感染科。

4．新职工及住院基地医生由人力资源处组织在上岗前考核中进行医院感染理论知识和操作的考核,直接纳入岗前培训成绩。新职工必须完成医院感染管理相关培训及考核合格后方可进入临床工作。

5．全体工勤保洁运送人员定期由医院感染管理科组织考核,考核结果报送后勤保障处,由后勤保障处负责对物业相关人员进行评定。

6．实习生、研究生、进修生由教育处统一组织培训,具体培训内容及考核由医院感染科提供及督导。考核结果纳入该生教育评定中。

7. 行政职能部门医院感染培训考核在医院网络教育平台上进行,考核结果将纳入个人考核及评聘系统中。

8. 其他专技人员由医院感染科组织现场培训及考核,每年至少一次。

第四节　风险管理体系

在医疗行为的全过程中,医疗风险无处不在,已成为社会关注的重点。实现有效的医疗风险管理是保障患者安全,提高医疗质量的关键。近年来,医疗机构风险评估的重要地位日益凸显,2009 年国家标准化管理委员会和国家质量监督检验检疫总局联合颁发《GB/T24353 风险管理原则与实施指南》,对风险管理提出了指导性建议和要求;2011 年颁布《GB/T27921 风险管理风险评估技术》用于指导组织选择适宜的风险评估技术;2012 年原卫生部制定了《突发事件公共卫生风险评估管理办法》(卫办应急发〔2012〕11 号),中国疾病预防控制中心制定了《突发事件公共卫生风险评估技术方案(试行)》(中疾控疾病〔2012〕35 号),要求医疗机构依据职责开展相应的风险评估。在《三级综合医院等级评审细则(2015 版)》中医院感染管理与持续改进一章中也强调"有对感染较高风险的科室与感染控制情况进行风险评估",也就是从国家层面也要求医疗机构必须将高危科室或部门的医院感染风险评估作为日常管理工作之一。

一、风险管理的概念

《风险管理原则与实施指南》(GB/T24353 - 2009)中将风险管理定义为指导和控制某一组织与风险相关问题的协调活动,包括风险评估、风险处理、风险承受和风险沟通。医疗风险是指存在于整个诊疗过程中可能会导致损失和伤残事件的不确定性或可能发生的一切不安全事件,如医疗事故、医疗差错、医疗意外、并发症、感染、医疗纠纷等。

医疗风险管理是指医院有组织、有系统地消除或减少医疗风险的危害和经济损失。它是通过对医疗风险的分析,寻求医疗风险防范措施,尽可能地减少医疗风险的发生,旨在医院恰当应对风险,合理配置资源,提高应对效率,有效控制风险,开展系列活动。

二、风险管理过程

(一) 明确环境信息

通过明确环境信息,组织可明确其风险管理的目标,确定与组织相关的内部和外部参数,并设定风险管理的范围和有关风险准则。

(二) 风险识别

风险识别是发现、列举和描述风险要素的过程,包括确定可能影响系统或组织目标得以实现的时间或情况,应对风险源、风险时间机器原因和潜在后果进行识别,认识到人的因素和组织因素的重要性。风险识别必须遵循完整性、系统性和重要性原则。风险识别的方法有:检查表法、专家咨询法(头脑风暴法和德尔菲法)、工作风险分解法、情景分析法、故障树法、事件树分析法、危险与可操作性研究(hazard and operability study, HAZOS)、失效模式和效应分析(failure mode and effect analysis, FMEA)等。

(三) 风险评估

风险评估是在识别潜在危害后,对危害发生的概率和严重程度进行估计,并评估各种风险降低措施的过程。风险评估包括风险估计和评价,风险估计是对单个风险分别进行估计和量化,而风险评价则是对所有阶段的整体风险,各风险之间的相互作用进行评价。常见的风险评估方法主要是基于知识的分析方法、基于模型的分析方法、定量分析和定性分析以及定量和定性混合的分析方法。

1. 定性分析

定性分析方法是目前采用最为广泛的一种方法,采用词语或叙述性的方法,描绘危险事件的频率及后果的严重程度。通常通过问卷、面谈及研讨会的形式,进行数据收集和风险分析,涉及各业务部门的人员,带有一定的主观性,往往需要凭借专业咨询人员的经验和直觉,或者业界的标准和惯例,为风险各相关要素的大小或高低程度定性分级,例如"高""中""低"三级。

2. 定量分析

定量分析方法是对通过定性风险分析排出优先顺序的风险进行量化分析,一般在定性分析之后进行。通常需要使用大量的数据来描述风险的频率、后果和严重程度。

3. 半定量分析

半定量评估采用定量与定性相结合的分析方法,综合分析风险的水平,可以为定性的描述赋予一定的数值。半定量风险评估可以把所有风险的评价建立在一个风险平台上进行综合比较,所有风险经过统一评价评级,有利于分级管理、分重点控制。常见的方法有风险指数法、风险矩阵法等。

(四) 风险控制

风险控制是在风险评估基础上,制订与风险降低措施有关的策略并进行干预的过程,体现 PDCA 循环理念。

三、医院感染风险管理的实施

近年来,医院感染风险管理不断面临新的挑战,且管理和决策的复杂性、难度日益增加。因此,将风险管理的理念引入医院感染防控管理中,尽早识别风险因素,尽快采取干预措施,对于预防和控制医院感染具有重要意义。采用基于风险评估的医院感染防控管理,通过风险识别、风险评估、风险评价,可明确医院感染的风险因素,了解医院感染防控工作的重点,为制定防控措施和计划目标提供科学依据。

医院感染风险评估可以是全院层面的评估,也可以是部门层面的评估,比如针对某个危险因素、某个部门、某个项目的评估,其目的是找出医疗机构医院感染预防和控制工作中重要的内部和外部薄弱环节,为医院感染管理工作计划目标的制定和相应感染控制措施的实施提供科学依据。

目前,国内关于医院感染风险评估的文献,大多数是针对危险因素分析的。例如将各项医院感染高危因素作为评估指标建立医院感染风险评估表,以估计患者发生医院感染的风险,从而筛选出高危患者并提前干预;通过分析多重耐药菌感染率,发现高危科室并进行重点干预;还有研究通过文献检索法、德尔菲法构建医院感染风险管理指标体系。近年来,越来越多的研究开始关注针对具体部门或项目的风险评估,如手术部位感染、多重耐药菌感染的风险评估,在重症监护室、血透室、产科、新生儿病房等重点部门开展的风险评估。

然而,从医院全院层面开展医院感染风险管理的评估并不多见。文献报道的有北大人民医院、贵州省人民医院、华中科技大学附属同济医院。李六亿等在2016年发表一篇名为《医院感染管理的风险评估》的文章,首次提出了全院医院感染风险评估的实施方法。她建议将医院的诸多部门分为临床科室及医技部门进行评估,筛选出高风险的临床科室或医技科室进行风险控制。

(一) 医院感染管理的风险识别

采用专家调查法对临床科室和医技科室进行医院感染管理风险识别,从管理指标、过程指标及结果指标三个方面进行识别,指标的选取必须科学、全面、容易获取、代表性强,尽可能使用量化的指标。如管理指标可选择医院感染管理制度与操作流程、多重耐药菌感染感染管理,抗菌药物临床应用的管理、一次性使用医疗器械及器具的管理、微生物标本采集和送检、感染控制知识的知晓等因素;过程指标可选择手卫生依从率、手卫生正确率、呼吸机使用率、导尿管使用率、中心静脉导管使用率、无菌操作观念、物品及器械清洗消毒等;结果指标中可纳入医院感染发生率、呼吸机相关性肺炎感染发生率、中心静脉导管相关血流感染发生率、导尿管相关泌尿系感染发生率、多重耐药菌感染发生率、手术部位感染发生率、抗菌药物使用率、高热血培养送检率等。

（二）医院感染管理的风险评估

1. 确定权重系数

风险评估中需要重点关注权重系数的设定，建议在医院感染管理风险评估中采取文献检索及专家咨询的方式，权重系数的分配主要考虑指标的重要性，对医院感染管理风险的影响力，指标在全院层面所涉及的范围等方面进行综合评定，将各个风险指标划分为不同的重要程度，并进行相应的赋值。

2. 量化评定

通常按照风险发生可能性、后果严重程度、当前体系情况三方面进行量化评定。

（1）发生可能性：可能性评分可参考被评价科室的基线水平进行预测，可以是过去一年的，也可以是前三年的，根据每个医院自身情况进行确定；可按照发生可能性的大小，分为从不发生、罕见发生、或许发生、发生可能性较大、发生可能性大5个等级，并根据需要进行赋值。

（2）后果严重程度：对事件发生所造成后果的严重程度进行评估，可按照"极少、轻微、较轻、严重、重大"划分为5个等级，并根据需要进行赋值。

（3）当前体系情况：指医院或科室是否有应对此风险的能力及系统，可按照"完备、好、一般、差、无"划分为5个等级，并根据需要进行赋值。

3. 总体测评

针对每一项风险，按照发生风险可能性、后果严重程度、当前体系的风险估计值进行相加或相乘后，再乘以权重系数，得出每一项风险的分值，最后合计得出总评分，根据分析结果对风险的高低进行评价。风险界定线的划分需要根据医院的实际情况而定，可按照百分位数界定，也可根据医院工作重心进行调整，筛选出高风险科室，并集中资源进行干预。

总之，医疗服务行业既是一种高技术行业，又是一种高风险行业。随着医学技术的进步与发展,医院感染管理面临着巨大的挑战。医院感染管理者需要具备风险管理的头脑,将风险管理的原理和方法引入医院感染风险管理,能够更有效地发现、处理和控制医疗活动中医院感染发生的风险,从而保证医疗质量和患者安全。

第五节　指标监测体系

一、医院感染监测方法

（一）医院感染监测方法的发展

19世纪早期,辛普森(Simpson)医生利用基本的监测方法发现患者截肢后的感染病死率随医院大小而异,私立医院为10.9%,而超过300病床的市立大医院为41.7%。19世纪中期,现代医院流行病学之父伊格纳兹·塞麦尔维斯(Ignaz Semmelweis),应用系统的监测技术,证实了维也纳某医院产褥热高发的原因,1958年,金黄色葡萄球菌在医院内的暴发流行,促使美国医院协会(AHA)要求医院建立感染监测方案。1963年,美国疾病预防与控制中心(CDC)提出应用流行病学方法,建立医院感染监测系统。20世纪60年代后期,美国CDC组织了医院感染监测的试点工作,由8所医院参加。20世纪70年代早期,美国CDC建立了医院感染分部,举办了首次医院感染国际学术会议,会议总结了过去的工作经验,提出了今后的工作方向,并建议成立全国医院感染监测系统,同时建议各医院都应开展医院感染的监控工作。1986年,我国原卫生部医政司成立了医院感染监控协调小组,负责全国医院感染监控工作的组织、指导、监督和管理,并成立了由17所医院和8所防疫站组成的医院感染监控系统。

医院感染监测方法中,最重要的是制订医院感染的监测计划。监测计划是开展任何监测项目的基础,监测计划应包括受监测人群、监测目的、监测内容、感染类型、病例的定义、调查项目的定义、资料收集的方法、监测频率和持续时间、人员的配备及人员的培训、信息的反馈方式资料分析方法(特别是对危险因素进行分层分析),以及如何分配资源、争取监测必备的其他条件如计算机和信息系统等。虽然每个医院感染项目的监测设计和实施不同,但都必须遵循正确的流行病学调查原则,制定监测计划,最大限度地利用资源,达到预定的目标。

1. 确定监测目标人群

根据每个医疗机构服务的人群,理清所面对的危险因素,评估监测单位的情况,确定监测的目标人群,使资源合理分配到关键人群,提高和改进对目标人群的服务。

监测单位评价的内容:该医疗机构所服务患者的类型是什么;最常见的疾病诊断是什么;最常开展的手术或侵袭性操作是什么;最常见的治疗或服务是什么;哪类患者增加负担和(或)费用;预算是否集中于特殊的人群;是否有社区卫生保健;哪类患者会增加发生感染的概率。根据监测单位的评估情况,找到主要问题环节,对重点危险人群进行监测。

2. 选择监测结果或过程的指标

结果是指医疗或操作所产生的结果,可以是负面的(如感染、受伤、延长住院时间)或正面的(如患者满意)。过程是指为达到结果所采取的一系列步骤,如标准预防、疫苗接种、围术期预防性使用抗菌药物以及为达到某种结果而必须遵守的制度。监测计划中所选择的结果和过程,应是对目标人群影响最大的结果和过程。最后,根据病死率、发病率、医疗费用或其他参数来做出最终决定。

3. 明确监测定义

对加强监测信息的一致性、准确性和重复性而言,准确的定义是非常重要的。

4. 收集监测资料

由经过培训和由经验的人员来设计监测资料,获取适当的信息资料,并在整个过程中使用相同的方法,做好完整记录。资料的来源可以是报表资料、报告单和现场调查资料。现场调查资料既有以患者为基础的信息,包括医疗护理记录、查房、试验和影像学报告、与医护人员交流讨论病例;也有病原学实验室的检查结果,包括临床微生物学、细菌耐药性报告及免疫学。

5. 监测资料的分析

监测信息通常以数据或图表表示,发病率最常用。在整个分析过程中,应使用合适的计算方法,进行率的分析和比较时,也应注意医院各部门及医院之间监测资料的可比性。

6. 危险因素分层分析

研究人群的年龄、性别、基础疾病的严重程度或其他因素等的构成常常不同,因此,需要对研究人群进行分组,这种分组通常称分层。若不分层,在医院内或医院间进行率的比较时,容易发生误导或得出违背常理的结论。

7. 监测资料的应用与反馈

应向提供监测资料和能改进及应向医疗质量的人员反馈监测结果。应定时进行监测资料分析,保证能及时反馈信息。

8. 评价监测系统

各医院的医院感染监测系统包括两个层面,即各科室的临床医务人员向专职人员报告医院感染病例,同时,医院感染专职人员监测医院各科室的感染情况。监测系统的评价应包括以下几个方面:

(1)有用性:评价监测系统是否有用,要看它能否反应医院感染的变化,能否确定优先重点防治的感染,能否对改进监测系统的工作和资源分配做出相应的决策。

(2)成本:包括资料的收集、分析及反馈所需的直接成本和间接成本,并进行成本效益分析。

(3)代表性:可以通过调查随机样本或部分样本人群的结果,并与整体人群的情况进行比较,以了解监测系统的代表性。

(4)及时性:是指发生疾病或死亡与医院感染管理机构得到报告,确定暴发到执行控制措施之间的时间差大小,时间差越小,及时性越强。

(5) 简单性:监测方法应该简单,便于执行,成本低廉,能提供有用的信息。

(6) 灵活性:表现在监测系统能根据需要增加新病种或新内容的程度。

(7) 易接受性:是人们愿意执行监测,及时提供正确资料的程度。易接受性取决于对监测工具重要性的认识及现场调查方法的可接受性和对敏感问题的保密性。

(8) 准确性:是指监测结果与实际结果符合的程度,是指将医院感染患者与非医院感染患者正确区分的能力。体现在敏感度和特异性两个指标。敏感度是指监测系统能测出真正医院感染事件的能力。特异性是指测量监测系统测出真正非医院感染时间的概率。

(二) 医院感染监测方法的展望

在没有计算机的时代,医院感染监测数据均由人工进行监测统计,直到计算机的出现。1974年,美国CDC主持开发了全国医院感染监测系统(National Nosocomial Infections Surveillance,NNIS),用于监测医院感染的发病率及其相关危险因素和病原体,2005年,美国国家医疗安全网(National Healthcare Safety Network,NHSN)建立和整合了NNIS和另外两个CDC监测系统,即透析监测网和国家医疗保健人员监测系统,NHSN数据收集、报告、分析被组织成三个部分:患者安全、医疗保健安全和生物预警。2000年,我国多个省市和医疗机构开发了区域性的医院感染监控系统,利用前瞻性或回顾性的研究方法,监测住院病例医院感染的发生情况。目前,国内较大的关于医院感染信息管理的计算机管理系统有解放军总医院和杭州杏林信息科技有限公司开发的医院感染实时监控系统等。

随着综合临床电子数据的增加,以及计算机应用能力的增加,完全自动化的电子监测系统也开始实施,美国的NICER(非ICU的CLABSI发生率)监测系统最好的算法与手工监测相比,特异度为97.5%,敏感度为95.2%,阴性预测值99.2%,阳性预测值90%,随着时间的推移,该系统也与手工监测之间有良好的相关性,未来,全电子监控将大大提高医院感染监测的效率。

此外,过程监控和大数据分析也将应用到医院感染监测中来。2013年7月,国家医院感染管理质量控制中心委托解放军总医院感染管理与疾病控制科研发国家/区域性医院感染监控信息化平台,2016年,我国出台了《医院感染监测基本数据集及质量控制指标集实施指南》,总体思路为:根据医院感染管理质量控制指标,建立一个基于基本数据集的国家或区域性医院感染质控平台,监测平台实时自动采集医院日常运营中自然产生的、客观的过程数据,由监测平台自动生成《医院感染管理质量控制指标》,实现质量控制中心对各医院的过程监控,并为中心指导医院开展感染控制工作提供数据导航、决策支持。

二、医院感染监测指标的内容

按照原卫生部《医院感染管理监测规范》的要求,医院在医院感染管理工作中必须长期、系统、连续地收集、分析医院感染在一定人群中的发生、分布及其影响因素,同时,将监测结果报送和反馈给有关部门和科室,为医院感染的预防、控制和管理提供科学依据。因此,医院感染防控管理必须对全院各类医院感染监测内容进行有效分析和解读,通过对各类医院感染质量管理指标的持续监控,动态、持续了解全院各级层面医院感染发生、进展、预防与控制情况,为医院感染防控质量的持续改进提供数据分析,同时也有利于发现医院感染防控中的薄弱点和异常情况,便于医院感染管理者实时把控,调整医院防控重点和政策的动向,有助于医院通过医院感染监测指标,进行实时预警、重点关注和系统管理。

根据国家卫生计生委颁布的《医院感染质量控制指标(2015版)》以及三甲医院等级评审的相关要求,上海市第一人民医院自2016年起在医院感染监测信息系统的支持下,已逐步开始建立符合上海市第一人民医院特色的医院感染质量监控指标体系,包括医院感染监测相关指标,多重耐药菌相关指标,手卫生相关指标,抗菌药物合理使用相关指标,微生物送检相关指标共5大类,16项指标。

(一) 医院感染病例监测类指标

医院感染病例监测类指标主要包括医院感染各种类型发病率以及用于医院感染监测效果的漏报率。上海市第一人民医院常见的医院感染病例监测类指标包括:医院感染(例次)发病率、医院感染现患(例次)率、医院感染病例漏报率、Ⅰ类切口手术部位感染率、血管内导管相关血流感染发病率、呼吸机相关肺炎发病率、导尿管相关泌尿系感染发病率。

1. 医院感染发病(例次)率

(1) 定义:医院感染新发病例是指观察期间发生的医院感染病例,即观察开始时没有发生医院感染,观察开始后直至结束时发生的医院感染病例,包括观察开始时已发生医院感染,在观察期间又发生新的医院感染的病例。医院感染发病(例次)率是指住院患者中发生医院感染新发病例(例次)的比例。

(2) 计算公式:

$$医院感染发病(例次)率 = \frac{医院感染新发病例(例次)数}{同期住院患者总数} \times 100\%$$

(3) 意义:反映医院感染总体发病情况。一般指月发病(例次)率和年发病(例次)率。

2. 医院感染现患(例次)率

(1) 定义:确定时段或时点住院患者中,医院感染患者(例次)数占同期住院患者总数的比例。

(2) 计算公式:

$$医院感染现患(例次)率 = \frac{确定时段或时点住院患者中医院感染患者(例次)数}{同期住院患者总数} \times 100\%$$

(3) 意义:反映确定时段或时点医院感染实际发生情况,为准确掌握医院感染现状,判断变化趋势,采取针对性干预措施及干预效果评价提供基础。

3. 医院感染病例漏报率

(1) 定义:应当报告而未报告的医院感染病例数占同期应报告医院

感染病例总数的比例。

（2）计算公式：

$$医院感染病例漏报率 = \frac{应当报告而未报告的医院感染病例数}{同期应报告医院感染病例总数} \times 100\%$$

（3）意义：反映医疗机构对医院感染病例报告情况及医院感染监测、管理情况。

4．Ⅰ类切口手术部位感染发生率

（1）定义：Ⅰ类切口手术部位感染是指发生在Ⅰ类（清洁）切口，即手术未进入炎症区，未进入呼吸、消化及泌尿生殖道，以及闭合性创伤手术符合上述条件的手术切口的感染，包括无植入物手术后30天内、有植入物手术后1年内发生的手术部位感染。Ⅰ类切口手术部位感染率，是指发生Ⅰ类切口手术部位感染病例数占同期接受Ⅰ类切口手术患者总数的比例。

（2）计算公式：

$$Ⅰ类切口手术部位感染率 = \frac{发生Ⅰ类切口手术部位感染病例数}{同期接受Ⅰ类切口手术患者总数} \times 100\%$$

意义：描述Ⅰ类切口手术患者发生手术部位感染的频率，反映医院对接受Ⅰ类切口手术患者医院感染管理和防控情况。

5．血管内导管相关血流感染发病率

（1）定义：使用血管内导管住院患者中新发血管内导管相关血流感染的发病频率。单位：例/千导管日。

（2）计算公式：

（3）$$血管内导管相关血流感染发病率 = \frac{血管内导管相关血流感染例次数}{同期患者使用血管内导管留置总天数} \times 1000‰$$

（4）意义：反映血管内导管相关血流感染情况和医院感染防控能力。

6．呼吸机相关肺炎发病率

（1）定义：使用呼吸机住院患者中新发呼吸机相关肺炎的发病频

率。单位:例/千机械通气日。

(2) 计算公式:

$$呼吸机相关肺炎发病率 = \frac{呼吸机相关肺炎例次数}{同期患者使用呼吸机总天数} \times 1000‰$$

(3) 意义:反映呼吸机相关肺炎情况和医院感染防控能力。

7. 导尿管相关泌尿系感染发病率

(1) 定义:使用导尿管住院患者中新发导尿管相关泌尿系感染的发病频率。单位:例/千导尿管日。

(2) 计算公式:

$$导尿管相关泌尿系感染发病率 = \frac{导尿管相关泌尿系感染例次数}{同期患者使用导尿管总天数} \times 1000‰$$

(3) 意义:反映导尿管相关泌尿系感染情况和医院感染防控能力。

(二) 多重耐药菌监测相关指标

1. 多重耐药菌感染发现率

(1) 定义:多重耐药菌主要包括耐碳青霉烯类肠杆菌科细菌(CRE)、耐甲氧西林金黄色葡萄球菌(MRSA)、耐万古霉素肠球菌(VRE)、耐碳青霉烯鲍曼不动杆菌(CRABA)、耐碳青霉烯铜绿假单胞菌(CRPAE)。多重耐药菌感染发现率是指多重耐药菌感染患者数(例次数)与同期住院患者总数的比例。

(2) 计算公式:

$$多重耐药菌感染发现率 = \frac{多重耐药菌感染患者数(例次数)}{同期住院患者总数} \times 100\%$$

(3) 意义:反映医院内多重耐药菌感染的情况。

2. 多重耐药菌感染检出率

(1) 定义:多重耐药菌检出菌株数与同期该病原体检出菌株总数的比例。

(2) 计算公式:

$$多重耐药菌感染检出率 = \frac{多重耐药菌检出菌株数}{同期该病原体检出菌株总数} \times 100\%$$

(3) 意义:反映医院内多重耐药菌感染的总体情况和某种特定菌种多重耐药菌感染情况。

(三) 手卫生相关指标

1. 医务人员手卫生依从率

(1) 定义:受调查的医务人员实际实施手卫生次数占同期调查中应实施手卫生次数的比例。

(2) 计算公式:

$$医务人员手卫生依从率 = \frac{受调查的医务人员实际实施手卫生次数}{同期调查中应实施手卫生次数} \times 100\%$$

(3) 意义:描述医务人员手卫生实际执行依从程度,反映医务人员手卫生执行情况。

(4) 调查方式:采用直接观察法或 WHO 观察表,根据 WHO 的手卫生指南,按照 5 个手卫生时机确定的手卫生指征,由感染控制兼职人员或专职人员定期、持续地对医生、护士、医技、工勤等医疗工作者的卫生手和外科手的依从性进行观察和记录,实时介入进行教育,对洗手情况进行汇总和反馈,评估手卫生工作质量改进的效果。

(5) 资料来源与收集:各级医院可根据自身情况选择应用纸质表单、手机应用如 APP、超级表格、问卷星等各类多媒体手段进行手卫生依从性的监测。

2. 每床日数手卫生消耗品(皂液和免洗消毒液)的消耗量

(1) 定义:部门消耗的皂液或免洗消毒液总量平均分配到每个床日的量。

(2) 计算公式:

$$每床日数手卫生消耗品(皂液和免洗消毒液)的消耗量 = \frac{部门消耗的皂液或免洗消毒液总量}{该部门总床日数} \times 100\%$$

(3) 意义:间接反映手卫生实际执行情况

(四) 抗菌药物使用相关指标

1. 住院患者抗菌药物使用率

(1) 定义:住院患者中使用抗菌药物(全身给药)患者数占同期住院患者总数的比例。

(2) 计算公式:

$$住院患者抗菌药物使用率 = \frac{住院患者中使用抗菌药物(全身给药)患者数}{同期住院患者总数} \times 100\%$$

(3) 意义:反映医院内住院患者抗菌药物使用及管理情况。

2. Ⅰ类切口手术抗菌药物预防使用率

(1) 定义:Ⅰ类切口手术预防使用抗菌药物的患者数占同期Ⅰ类切口手术患者总数的比例。

(2) 计算公式:

$$Ⅰ类切口手术抗菌药物预防使用率 = \frac{Ⅰ类切口手术预防使用抗菌药物的患者数}{同期Ⅰ类切口手术患者总数} \times 100\%$$

(3) 意义:反映Ⅰ类切口手术患者抗菌药物预防用药使用及管理情况。

3. 每百人日住院患者抗菌药物使用强度 DDDs

(1) 定义:指每100个住院患者每天消耗抗菌药物的DDD数。

(2) 计算公式:

$$住院患者抗菌药物使用强度 = \frac{抗菌药物消耗累计 DDD 数}{同期收治患者人天数} \times 100\%$$

(3) 意义:反映医院内住院患者抗菌药物使用的强度。

(五) 微生物送检类相关指标

1. 抗菌药物治疗前病原学送检率

(1) 定义:以治疗为目的使用抗菌药物的住院患者,使用抗菌药物前病原学检验标本送检病例数占同期使用抗菌药物治疗病例总数的比例。病原学检验标本包括:各种微生物培养、降钙素原、白细胞介素-6等感染指标的血清学检验。

(2) 计算公式:

$$抗菌药物治疗前病原学送检率 = \frac{使用抗菌药物前病原学检验标本送检病例数}{同期使用抗菌药物治疗病例总数} \times 100\%$$

(3) 意义:反映抗菌药物使用的规范性。

2. 高热血培养送检率

(1) 定义:每个季度第三个月第二周的周四为质量控制中心血培养调查日,调查前面3天中体温≥38.5℃的患者血培养送检数占体温≥38.5℃的患者总数的比例。

(2) 计算公式:

$$高热血培养送检率 = \frac{调查期间血培养送检数}{调查期间体温 \geq 38.5℃的患者总数} \times 100\%$$

(3) 意义:反应无菌体液中血培养的送检情况。

三、医院感染监测指标的采集及管理办法

(一) 医院感染监测相关指标

包括医院感染发病(例次)率、医院感染现患(例次)率、医院感染病例漏报率、Ⅰ类切口手术部位感染率、呼吸机相关肺炎发病率、中央静脉导管相关血流感染发病率、导尿管相关尿路感染发病率共7项指标。

1. 采集方法:由医院感染科专职人员按照《医院感染监测规范》中对各类型医院感染的定义,并通过医院感染信息监测系统中医院感染实时监测的医院感染疑似病例进行确认,并由医院感染兼职人员在该系统进行上报,根据上报表单进行医院感染发病率、漏报率、手术部位感染率等统计。通过自动计算插管日等数据进行采集和分析,结合全院医院感染病例统计,统计三管感染的发生率。现患率统计按照上海市质控中心要

求,进行每年一次的全院调查。上述指标按照月度和(或)年度进行分类统计成报表。

2. 管理办法:将医院感染监测上报作为医疗质量管理考核体系内容之一,鼓励科室对医院感染散发病例进行上报,每月对漏报病例进行统计,计入科室月度医疗质量考评中。对全院及各科室医院感染发生率、三管感染发生率、Ⅰ类切口手术部位感染率进行每季度医院感染简讯发布,月度讲评会公示。医院感染科进行同比和环比的比较,如发现有感染率异常增高的情况,须召开相关部门会议讨论分析感染风险因素,提出改进方案和措施,促进该措施落实并进一步跟踪感染发生趋势变化。

(二) 多重耐药菌相关指标

包括多重耐药菌感染发现率、多重耐药菌感染检出率共2项指标。

1. 采集方法:由微生物实验室负责从LIS系统中采集数据形成每季度多重耐药菌感染发现率、多重耐药菌感染检出率的报表,汇总至医院感染管理科。

2. 管理办法:对全院及各科室多重耐药菌相关指标进行每季度医院感染简讯发布,月度讲评会公示。医院感染科进行同比和环比的比较,与临床药师联动,如发现有异常增高的情况,须与检验科、临床药学部门、医务处召开多重耐药菌联席会议会议讨论分析耐药菌产生、传播、感染的风险因素,提出改进方案和措施,并促进该措施落实并进一步跟踪变化趋势。

(三) 手卫生相关指标

包括医务人员手卫生依从率、每床日数手卫生消耗品(皂液和免洗消毒液)的消耗量共2项指标。

1. 采集方法:按照手卫生依从性表单每季度统计各科手卫生依从率,按照医院感染监测软件系统中对手卫生消耗品(皂液和免洗手消毒液)量的统计,计算出每个月每个病区的手卫生消耗品的用量。

2. 管理办法:对全院及各科室手卫生相关指标进行每季度医院感染简讯发布,月度讲评会公示。对完成情况排名较差的科室进行持续监督,加强科室对手卫生的宣教和培训。

（四）抗菌药物合理使用相关指标

包括住院患者抗菌药物使用率、住院患者每百人每日抗菌药物使用强度、Ⅰ类切口手术抗菌药物预防使用率共3项指标。

1. 采集方法：重点监测有住院病房的科室的抗菌药物使用率、每百人日抗菌药物使用强度、Ⅰ类切口手术抗菌药物预防使用率的统计。

2. 管理办法：每年初确定每个住院科室抗菌药物合理使用相关指标的目标值，与科室主任签订抗菌药物目标责任书。每月将指标完成情况对科主任进行反馈，并在月度讲评会公示，对未达标科室进行通报，同时进行每季度医院感染简讯发布。其中每百人日抗菌药物使用强度和Ⅰ类切口手术抗菌药物预防使用率完成情况计入月度和年度考评体系中。

（五）微生物送检相关指标

包括抗菌药物使用前病原学送检率、高热血培养送检率共2项指标。

1. 采集方法：重点监测科室的抗菌药物使用前的病原学送检率进行统计，考核到科室和医疗组。计划2017年底由信息科完成数据统计。每季度应用监测软件系统对住院病房的高热血培养送检率进行监测。

2. 管理办法：对全院及各科室微生物送检相关指标进行每季度医院感染简讯发布，并在月度讲评会通报。重点监测抗菌药物使用前病原学送检率完成情况，每季度完成高热血培养送检率调查。

第六节　支持保障体系

一、医院感染支持保障的作用及意义

医院感染防控工作除了人员和流程的管理，也离不开硬件的配置需求。创建基于优质医疗质量和患者安全的医院，需要为患者提供整洁有序的环境，也需要有合格的设施设备保障患者的安全，免受医院感染的威胁。因此，医院感染管理离不开医院各行政管理部门，特别是后勤保障部门、物资采购部门、信息管理部门、基础建设部门等多方面的支持和保障，在全院业务工作流程中，将感染控制需求前置，为医院感染控制提供必要的合格的设施设备、建筑布局、技术支撑和物资保障。

二、医院感染支持保障的内容

医院感染防控的支持保障涉及医院整体布局、消毒产品的准入和资质认证、一次性产品的使用审核、设施设备定期的维护、废弃物的处置、环境清洁消毒、信息系统对于医院感染监测的支撑和实时展现等各个方面。这些内容均需要依托上述部门的多方面支持和保障，并不断提高以感染控制理念为引领的部门间的协同合作，以最大程度降低医院感染的风险，避免医源性感染对患者的伤害。

（一）技术保障

1. 信息技术保障

在医疗信息化大数据时代的新形势下，医院感染质量管理与控制工作必须充分利用信息化手段实时监控医院感染发生及发展情况，医院感染控制情况，抗菌药物使用以及多重耐药菌发生情况等，将医院多个信息系统整合并完善成"医院感染管理信息系统数据库平台"，将各项医院感染管理质量监测指标以实时反馈、月运行、季度分析报告等形式提供干预和评价，才能科学、精准、有效防控医院感染风险，真正做到从经验感染控制转向以数据导向的精准感染控制发展。此外，电子化的内镜清洗消毒追溯系统，消毒供应中心器械的电子化清洗灭菌追溯系统，医疗废弃物追溯系统等也是信息化建设的必要内容。

"医院感染管理信息系统"平台主要功能包括：

（1）开展医院感染病例实时监测

能对疑似医院感染病例进行预警提示，同时具备医院感染病例报告、登记、汇总和实时及每月进行数据的统计分析、上报、反馈等监测项目所需的各种功能。

（2）开展医院感染目标性监测

包括现患率调查、细菌耐药性监测、临床抗菌药物使用调查、手术部位感染监测、成人及新生儿重症监护室医院感染监测。

（3）开展消毒灭菌环境卫生学监测

医院感染科和科室均可按不同时间段检索各科室或部门的环境卫生学采样的结果，并作统计分析。

（4）开展医院感染风险预警

可每日自动搜索医院感染风险预警信息并可发布临床，包括医院感染暴发预警、疑似医院感染病例预警、多重耐药菌感染病例预警等。

（5）建立与临床互动交流信息平台

包含有短消息交流窗口、本科相关上报汇总及统计、医院感染知识库学习以及查看消毒灭菌环境卫生学监测结果的功能。

2．监测技术保障

微生物监测能力从某种程度上体现了医院的感染控制实力，帮助医院感染部门识别微生物病原体，实现精准治疗的目标。同时，微生物检测的范围，检测方法的敏感性和准确性，直接与医院整体感染控制水平密切相关。微生物实验室除具备一般细菌的鉴定与培养以外，应逐步完善包括艰难梭菌毒素检测、细菌基因同源性分析、质谱分析等技术，推广血平板、显色筛选培养基的应用，以及标本智能化初筛，建设医院感染－微生物平台，提高微生物检出能力及分析能力，将临床与微生物室、医院感染科密切关联起来。

（二）设备保障

医院感染防控离不开医院内部相关设施设备具备感染控制的功能，并能结合医院实际情况尽可能最大限度地符合感染控制的需求。在现代医学技术手段不断进步，信息化、智能化水平不断提升的新时代，更需要医院感染防控借助新兴设施设备来提升医院感染防控的能力，符合医院诊疗需求以及满足患者安全、职业安全的基本目的。

1．促进感染控制能力提升产品的配置

（1）手卫生产品

手卫生作为医院感染预防的重要手段,越来越受到医院管理者以及医务人员的认可和重视。医院应为所有流动水洗手池配备皂液和擦手纸,重点部门应安装非手触水龙头,病区走廊以及重点科室配备免洗手消毒液。有条件的医院可在重点部门如ICU应用手卫生依从信息化监控软件,通过医务人员胸卡与手卫生消耗品使用的电子化追溯,实时采集及反馈手卫生时刻的依从率以及手卫生消耗品的使用量,以数据统计反馈来有效提高手卫生依从性。

(2) 医疗废弃物容器

医院所有医疗废弃物桶、废弃物袋、锐器盒应在使用部门统一规范配置,有明显的医疗废弃物标识,并根据使用目的和废弃物种类和大小,提供多规格选择。

(3) 个人防护用品

个人防护用品作为医院感染标准预防的重要措施,需在全院进行统一配置。根据不同科室或部门的需求,提供不同规格、不同种类的手套、口罩、防护服;手术室、急诊抢救室、支气管镜室、ICU、感染性疾病科、口腔科等重点部门应足量配备防雾眼罩及面罩;有条件的医院可在手术室为特定类型的手术如骨科手术配置防水防渗材料的手术衣及手术铺巾。

(4) 环境清洁消毒设备

重点部门如ICU、骨髓移植室应配备空气消毒机、床单位消毒机;医院保洁工具应配备超细纤维地巾和抹布,因其具备减少落尘、使用周期长的特点,可大大提高环境清洁效能;而所有抹布和地巾集中统一清洁消毒已成为大型医院环境清洁消毒的趋势,可减少由于环境清洁消毒洁具的污染造成的医疗环境交叉感染的风险。

(5) 有循证医学证据的感染防控产品

应在医院内推广使用手术部位感染防控措施中具有循证医学证据的产品,如术中保温设备、氯己定沐浴液的使用、术前的剪毛备皮器等。中央静脉导管血流感染防控措施中具有循证医学证据的产品如深静脉穿刺最大无菌屏障包的使用等。

(6) 监测设施

内镜清洗和消毒效果的监控已成为目前感染控制监控的重点,医院应按照《医院消毒技术规范》的要求,配备专用内镜管腔检测法——膜过滤法检测设备;配备 ATP 荧光监测仪器来监测日常环境清洁和器械清洁效果;配备空气浮游法监测仪来监测如净化层流环境中的真菌检测。

2. 涉及医院感染风险的医疗器械和设备的维护和保养

涉及医院感染风险的医疗器械和设备如内镜清洗消毒机、CSSD 的清洗消毒机、CSSD 大型灭菌设备、酸水机、水处理系统、呼吸机及其配件、手术室体外循环系统、层流设备、牙科诊疗椅等。具体实施方式参见第三章第四节。

(三) 环境保障

1. 医院布局新建及改造

医院感染管理科全程参与讨论及审核布局和施工中的防控措施,在图纸终稿定稿前、改造或新建施工前、工程实施过程中、验收审核时有医院感染管理科参与的书面意见。在医院各项改、新建施工前,由医院感染管理科根据改造或新建区域的感染控制风险等级进行评估,并提出基建活动中的防尘等感染管理控制干预措施,并形成书面记录留于项目工程中。

2. 医疗环境清洁消毒

物业保洁部门必须规范医疗各区域的清洁消毒流程和内容、医疗废弃物的存放和收集、污洗室环境清洁度、洁具污物放置和使用、医用织物的清洁消毒、污水处理等,形成常态化监督制度。

3. 感染控制宣传环境

病区及门急诊区域设置感染控制文化宣传栏,定期更新感染控制宣传海报内容,普及感染控制宣传知识。

(四) 资质保障

1. 一次性使用医疗器械和消毒药械的采购前审查

必须由医院感染科参与审核厂家"三证"、消毒产品的卫生许可批件以及一次性无菌物品的无菌检测证明等,确保所有入院产品的资质符合原卫生部相关消毒产品和一次性使用物品的要求。

2. 外来医疗器械和植入物的相关审查

医疗器械和植入物进入手术室人员的人员资质审查,对外来医疗器械和植入物的清洁度以及摆放合规性的审查反馈机制,联合物资采购处启动对外来医疗器械和植入物的监督,落实到具体厂家并反馈,落实问责制。

第七节 监督审查体系

一、医院感染监督审查的目的和意义

《医院感染管理办法》第五章规定了县级以上地方人民政府卫生行政部门应当按照有关法律法规和本办法的规定,对所辖区域的医疗机构进行监督检查。其监督检查的主要内容包括:①医院感染管理的规章制度及落实情况;②针对医院感染危险因素的各项工作和控制措施;③消毒灭菌与隔离、医疗废弃物管理及医务人员职业卫生防护工作状况;④医院感染病例和医院感染暴发的监测工作情况;⑤现场检查。卫生行政部门对在检查中发现医疗机构存在医院感染隐患的情形,应当及时纠正并责令医疗机构限期整改,应当责令限期整改或者暂时关闭相关科室或者暂停相关诊疗科目,以确保患者安全。

因此,为达到按照国家法律法规以及上级卫生行政部门对医院感染控制方面的各项规范和要求,各级医疗机构必须严格按照相应文件的精神落实医院感染防控措施的执行,医院感染管理部门应定期对重点科室或部门、普通病区、医务人员手卫生、医疗废弃物处理、多重耐药菌感染防控措施、导管相关感染防控措施、环境物表清洁进行监督审查,并将监督审查内容及时反馈给相应部门,及时整改,不断提高医院感染管理水平。

二、医院感染监督审查体系建设的内容

(一) 重点科室或部门的医院感染防控督查

按照国家卫生计生委的各项规范要求,对医院所有重点科室和部门进行定期督查,对发现的问题及时反馈,促进医院感染防控能力的持续改进。重点科室或部门包括:手术室、消毒供应中心、重症监护病房、产房、新生儿室、内镜室、支气管镜室、心导管室、DSA 室、血透室、层流室、口腔科门诊、感染性疾病科、检验科、微生物室、耳鼻喉科门诊、静脉配置中心、人流室、配奶室等。

督查考核表单内容涉及感染管理、环境与布局、人员管理、物品管理、流程与无菌技术原则、清洁消毒、医疗废弃物、感染监测等方面,医院感染管理部门每季度按照表单对所有全院重点科室或部门进行全覆盖督查并打分,对发现的问题以书面督办单的形式反馈临床科室,护理部或后勤保障处。同时从院科两级对重点科室或部门的环境物表、消毒液、消毒器械、医务人员手等消毒效果进行细菌采样督查和自查,其中院级手卫生采样结果计入个人评聘分值中,环境物表、消毒器械采样阳性情况反馈护理部。科级自查内容作为各科室医院感染管理小组工作内容之一,促进持续改进。

(二) 普通区域医院感染防控督查

按照国家卫生计生委《病区医院感染管理规范(2016 版)》的要求,医院感染管理部门每半年对所有住院普通病区进行督查反馈,病区感染控制小组负责对本病区的医院感染防控工作进行每季度自查,由医院感染兼职护士专员负责形成书面记录,保障院科两级感染防控工作落实到位。

(三) 手卫生督查

对全院所有人员手卫生进行定期培训及考核。对医护人员的手卫生依从性、正确性、有效性进行定期督查及反馈。对手卫生消耗品包括洗手液和免洗手消毒液的消耗量按照病区或部门进行定期统计,并反馈临床。

1. 手卫生依从性督查

按照医院感染质控中心标准制订手卫生依从性表单,由每科医院感染兼职护士每月对各自病区进行手卫生依从性督查,每月每病区至少抽查手卫生执行点50个,抽查人数包括医生每个医疗组≥2人次;护士每个病区≥10人次;工人每个病区≥2人次。由医院感染管理部门每季度进行各病区或科室统计,计算全院手卫生依从性率和科室或病区手卫生依从率,并定期公布结果。

2. 手卫生正确性督查

每年对全体医务人员进行手卫生培训,同时将手卫生培训资料及视频上传CPD平台的网络教育学院,全院所有新职工均需通过入职手卫生正确性考核,副高及以下医生每年必须通过"三基"考试中卫生手消毒或外科手消毒正确性的考核,考核成绩计入个人评聘中。同时对外科手消毒的正确性采取随机调取外科洗手池监控的方式,对外科医生术前外科手消毒的规范性进行打分,并计入科室考核及个人评聘中。

3. 手卫生有效性督查

关注所有医护人员洗手依从性及洗手消毒方法是否正确;每季度对重点科室或部门的卫生手或外科手进行手卫生采样。医务人员卫生手消毒后手表面的菌落总数应≤$10cfu/cm^2$,医务人员外科手消毒后手表面的菌落总数应≤$5cfu/cm^2$。定期公布不合格情况,同时可将手术科室外科手采样不合格者计入科室考核及个人评聘中。

(四) 医疗废弃物督查

根据国内外的实践经验,医疗废弃物管理需综合考虑社会情况、环境保护、经济效益和技术支持等多方面的影响。因此,立法部门和卫生监督所、环境保护局等执法部门及社会监督部门应相互配合,对医疗废弃物的产生、收集、储存、运输、处理处置的实施全过程跟踪管理。医疗机构内部应当成立医疗废弃物管理小组,明确相关部门的职责,把好医疗废弃物管理环节的每一个关口,做好医疗废弃物的分类、交接、转运与暂存等工作,并防止医疗废弃物的流失。医疗机构内医疗废弃物管理涉及多部门合作管理,在医院感染管理部门牵头下,后勤保障部门、医务部门、护理部门及各医疗废弃物产生部门应紧密配合相关工作;同时,医院感染管理部门应负责全院医疗废弃物的监督、检查与反馈,以及培训与技术指导。

1. 监督、检查与反馈

医疗废弃物的监督、检查多由医院感染管理部门进行,监督、检查与反馈定期进行,监督、检查的方式也多种多样,如定期督查、随机抽查,并定期向有关人员反馈监督、检查的结果,根据需要在不同范围内进行公示。按照《医疗废弃物管理条例》《医疗卫生机构医疗废弃物管理办法》的要求,医院感染管理部门应制订各病区、重点科室或部门以及门诊医技等各诊疗区域的医疗废弃物督查表单,定期对全院病房、门诊、医技区域的医疗废弃物分类、收集、容器规范性、人员着装、运送、交接记录、暂存等各个重点环节进行监督,以便及时发现问题、现场反馈给相关部门,并限期整改。同时各病区医院感染兼职护士专员每月对病区医疗废弃物管理的情况进行日常自查工作,发现问题及时整改,并形成记录交医院感染管理部门审核。

医院感染管理部门亦可定期联合护理部、后勤保障处、物业负责人对全院医疗废弃物管理工作进行抽查,发现问题及时整改;医疗机构内部亦可制订医疗废弃物管理的行政处罚办法,或将督查结果作为相关部门年终考核依据,以加强医疗机构内部医疗废弃物的管理并防止医疗废弃物的流失。

2. 培训与技术指导

医院感染管理部门每年对医疗废弃物管理与处置相关的工作人员进行医疗废弃物相关知识培训,并可针对不同岗位的人员按其工作类型分类培训,如:对于临床医务人员和护理人员,重点进行医疗废弃物分类丢弃相关的培训;对于保洁或运送人员,重点进行分类收集、包装要求、运送路线、遗散处理相关的培训;对于医疗废弃物管理人员,重点进行周转收集要求、暂存站的管理与转运交接的培训;同时所有相关工作人员均接受医疗废弃物管理中的职业防护和应急预案的培训。

(五) 多重耐药菌医院感染的防控督查

按照《多重耐药菌医院感染预防与控制技术指南》要求,对于多重耐药菌医院感染的防控督查应当做好多重耐药菌监测、患者隔离、加强患者周围环境清洁消毒、强化医务人员手卫生管理和标准预防以及抗菌药物管理。医院感染管理部门应重点管控多重耐药菌医院感染的诊断、监测、预防和控制等各个环节,定期(建议最少每周2次)对全院所有多重耐药菌患者的感染防控工作进行监督检查,包括开立接触隔离医嘱、患者单间或床边隔离、手卫生、穿隔离衣、环境清洁消毒、医疗废弃物处置等;同时由病区护士长监督病区内的多重耐药菌患者隔离措施的落实情况,医院感染管理兼职护士专员负责日常多重耐药菌防控措施的核查工作,根据医院感染管理部门制定的《多重耐药菌预防控制措施核查表》(附表1)对各项防控措施的落实进行自查,对存在的问题定期分析、总结反馈。

1. 多重耐药菌监测

医院感染管理部门应通过医院感染实时监测系统每日对多重耐药菌进行监测,了解全院多重耐药菌检出情况,并对感染或定植患者,向该临床科室管床医生通过电话提醒、指导、督查科室多重耐药菌防控措施执行情况并进行追踪;一旦发现或接到临床科室上报疑似多重耐药菌医院感染暴发,及时采取有针对性的防控措施以避免发生多重耐药菌更大范围的播散。

2. 患者隔离

对多重耐药菌感染/定植患者,医院感染管理部门应及时督查临床科室做好隔离措施,包括开立接触隔离医嘱、做好患者单间或床旁隔离。对多重耐药菌感染/定植患者实施隔离措施:①首选单间隔离;②若患者较多,可将同种多重耐药菌感染/定植患者安置在同一房间;③隔离病房不足时方可考虑进行床旁隔离,但尽可能不与气管插管、深静脉留置导管、有开放伤口或者免疫功能低下的患者安置在同一房间;④当感染暴发时,对于免疫功能低下、有严重疾病或者多种基础疾病的患者应采取应保护性隔离措施,必要时暂时关闭病区,保护性隔离病区内所有未感染患者。

3. 环境清洁消毒

医院感染管理部门应定期督查多重耐药菌感染/定植患者周围环境的清洁及消毒情况,督查内容可包括现场查看工勤人员进行消毒液配制、查看清洁消毒的记录、抹布拖把的处理以及相关物体表面消毒效果的监测,如果出现或者疑似有多重耐药菌感染暴发时,可突击调查物体表面的清洁、消毒效果。

督查者应正确掌握多重耐药菌感染/定植患者清洁及消毒的要点:①对于靠近患者的物品(床头柜、小餐桌、护栏等)及被频繁触摸的物品(如监护仪按钮、呼吸机按钮、血压计袖带、门把手等)表面,清洁及消毒频率是否高于其他触摸机会小的物品的表面;②一般性诊查用品(如听诊器、血压计、体温计、叩诊锤、手电筒等)是否专人专用,定期消毒;③不能专人专用的设备、器具及用品,是否在每次使用后即刻擦拭消毒或采用屏障保护;④是否使用 500~2000mg/L 含氯消毒剂或含季铵盐的一次性湿巾每日 3 次进行清洁和擦拭消毒;⑤被患者血液、体液污染时是否立即消毒;⑥使用过的抹布、拖布是否集中清洁消毒;⑦患者转出、出院、死亡后,床单位及其周边环境以及专用器具是否彻底消毒,消除耐药菌被传给下一位患者的隐患。督查者可重点查看以上环节现场操作是否到位及相关记录。

4. 手卫生管理和标准预防

对多重耐药菌感染防控手卫生管理应从两方面着手:一方面,应强化医院工作人员在诊疗操作前后的手卫生管理,严格遵循手卫生制度,提高手卫生依从性;另一方面应加强陪护、探视人员的手卫生相关知识的宣教,提高其手卫生依从性,减少多重耐药菌携带及传播。

同时,无论是医院工作人员还是陪护、探视人员,在接触患者前均应做好标准预防。在病区内,应尽量减少与感染或定植者接触的医务工作人员数量,包括护工和保洁人员,以减少携带及交叉感染机会;任何人员有可能接触患者的伤口、溃烂面、黏膜、体液、引流液、分泌物、排泄物时,应当戴手套;有可能与患者密切接触或者受到患者血液、体液、分泌物、排泄物喷溅时,应加穿隔离衣。

医疗机构内医院感染防控的专职人员以及病区医院感染管理兼职护士专员应加强监督病区内接触多重耐药菌感染/定植患者人员的手卫生及标准预防的落实情况,床位责任医师和护士应积极配合。

5. 抗菌药物管理

由于细菌多重耐药属后天获得性耐药,抗菌药物滥用是其根本成因,只有各医疗机构均切实加强抗菌药物临床应用管理工作,切实采取多重耐药菌防控措施,才能彻底解决诱导耐药及多重耐药菌在各医疗机构间交叉传播的问题。医院的医务处、门诊部、医院感染管理部门及药剂科要充分沟通和协作,各司其职,各尽其责,定期抽查抗菌药物分级使用情况及运行病历和终末病历抗菌药物使用的合理性情况,发现问题及时整改。

(六) 导管相关感染防控督查

按照2010年颁布的《导管相关血流感染预防与控制技术指南(试行)》《导尿管相关尿路感染预防与控制技术指南(试行)》,以及2013年中华医学重症医学分会发布的《呼吸机相关性肺炎诊断、预防和治疗指南》的要求,医院感染管理部门制定《中央导管相关血流感染预防实践核查表》(可参照附表2)、导尿管相关尿路感染预防实践核查表》(可参照附表3)、《呼吸机相关性肺炎感染预防实践核查表》(可参照附表4),病区医院感染兼职护士专员负责对插管前、插管中、插管后的日常管理进行定期监督,形成书面记录,医院感染管理部门定期对重症监护病房及普通病区的三管感染防控措施落实情况进行督查,并将发现的问题及时反馈临床。

(七) 环境物表面清洁消毒督查

按照《医疗机构环境表面清洁与消毒管理规范》的要求,应定期对重点科室或部门、普通病区、医技诊区的环境物表面清洁效果进行现场监测,通常包括空气监测和物表监测。

1. 空气监测

医疗机构应对定期感染高风险部门进行监测,建议每季度全覆盖;感染高风险部门包括：手术室、导管室、其他层流洁净病房、重症监护病房、骨髓移植病房、器官移植病房、产房、新生儿室、母婴同室、血液透析中心、烧伤病房等有代表意义的重点部门。

在疑似医院感染流行或暴发时随时进行监测，并进行相应致病微生物的检测；新建与改建验收时以及净化设备检修或更换后应进行监测。

2. 物表监测

物表监测通常采用肉眼目测法。每日由本单元医院感染兼职护士专员监测（目测）环境，包括地面、台面和墙壁是否清洁，物品设备是否有序，重点检查是否每日清洁消毒床栏、床头柜、门把手、灯开关、水龙头以及治疗车台面等患者频繁接触的物体表面，当肉眼可见污染时应及时清洁、消毒。每周由专人监测空调装置的进风口、回风口的清洁状态，洁净区域每周检查空气净化装置的回风口栅栏、网面、管道内壁的清洁度。医疗机构没必要常规进行物体表面采样。

如果怀疑医院内感染与环境相关，可采用ATP荧光标记法、环境消毒效果染菌监测等及时进行相关物体表面进行消毒效果监测，并可突击调查物体表面的清洁、消毒效果。

附表1：多重耐药菌预防控制措施核查表

科室_____ 患者姓名_____ 床号_____ 住院号_____

一、该患者携带的多重耐药菌种类：
☐MRSA（耐甲氧西林金黄色葡萄球菌） ☐VRE（耐万古霉素肠球菌）
☐多重耐药/泛耐药鲍曼不动杆菌 ☐多重耐药/泛耐药铜绿假单胞菌
☐多重耐药/泛耐药肺炎克雷伯菌 ☐多重耐药/泛耐药大肠埃希菌
☐其他多重耐药/泛耐药菌_____

二、隔离措施落实情况

患者隔离措施落实情况

1. 患者单间隔离或同种病原体感染收治一室。 是□ 否□
2. 条件限制时实施床旁隔离,确保病床之间间隔>1.1m。 是□ 否□
3. 不与留置各种导管、有开放性伤口或免疫功能低下的患者安置在同一病房。 是□ 否□
4. 在患者床边悬挂隔离标识。 是□ 否□
5. 医疗废弃物管理是否规范。 是□ 否□
6. 患者床边备隔离衣。 是□ 否□
7. 患者床边备快速手消毒剂。 是□ 否□
8. 实施分组诊疗、护理,所有诊疗物品专用。 是□ 否□
9. 患者周围环境、地面、物品每日清洁消毒并有记录。 是□ 否□
10. 专用清洁用具进行清洁消毒。 是□ 否□
11. 限制患者转运或移动,必须转运用通知接收科室做好隔离措施。 是□ 否□
12. 低度危险性诊疗物品专用,重复使用的终末清洁消毒。 是□ 否□
13. 对患者、家属及陪伴人员进行宣教。 是□ 否□

医务人员隔离防护措施落实情况

1. 开立接触隔离医嘱。 是□ 否□
2. 住院医师应通知本科室所有医护人员、护工等知晓隔离措施。 是□ 否□
3. 严格执行手卫生。 是□ 否□
4. 接触患者非完整皮肤、邻近患者周围表面和物品应戴手套。 是□ 否□
5. 隔离衣正确穿脱;离开病房前脱下隔离并进行手卫生。 是□ 否□
6. MDR 患者所有诊疗护理操作最后进行。 是□ 否□
7. 感染症状和体征好转后,按指南建议解除隔离。 是□ 否□

备注:

督查者签名_____ 科室签名_____ 督查时间____年__月__日

附表2:中央导管相关血流感染预防实践核查表

姓名：　　　床号　　　住院号　　　　性别:男□　　女□

年龄：　　　诊断：　　　插管日期：

插管部位：　锁骨下□　颈内□　股静脉□　　PICC□

插管原因：　血透□ 血流动力学监测□ 应用外周不能耐受药物□

中央导管相关血流感染预防措施：

1. 应用无菌专用透明贴膜覆盖穿刺点。　　　　　　　　　　是□　　否□
2. 定期更换穿刺点覆盖的敷料：
    a. 无菌纱布 2 天更换　　　　　　　　　　　　　　　　是□　　否□
    b. 专用贴膜 7 天更换　　　　　　　　　　　　　　　　是□　　否□
3. 穿刺点的敷料是否有：
    a. 松动　　　　　　　　　　　　　　　　　　　　　　有□　　无□
    b. 潮湿　　　　　　　　　　　　　　　　　　　　　　有□　　无□
    c. 渗血　　　　　　　　　　　　　　　　　　　　　　有□　　无□
    d. 卷边　　　　　　　　　　　　　　　　　　　　　　有□　　无□
4. 接触导管接口或更换敷料时，做手卫生，戴手套。　　　　是□　　否□
5. 三通锁内清洁,锁内有无血迹残留。　　　　　　　　　　有□　　无□
6. 每日评价留置导管的必要性，及早拔管。　　　　　　　　是□　　否□
7. 用生理盐水或肝素封管,预防导管内血栓形成。　　　　　是□　　否□
8. 穿刺点侧肢体是否红、肿、热、痛。　　　　　　　　　　是□　　否□
9. 药液滴入或推入时，是否有阻力感或堵塞。　　　　　　　是□　　否□
10. 无针接头 1 周更换。　　　　　　　　　　　　　　　　是□　　否□

督查者：　　　　　督查日期：

附表3：留置导尿管相关尿路感染预防实践核查表

姓名：　　　床号　　　住院号　　　　性别：男□　　女□

年龄：　　　诊断：　　　插管日期：

插管类型：　普通型□　双腔型□　三腔型□

导尿管相关尿道感染预防措施：

1. 留置导尿患者，采用密闭式引流装置。　　　　　　　　　　是□　　否□
2. 悬垂集尿袋，不高于膀胱水平。　　　　　　　　　　　　　是□　　否□
3. 尿液引流通畅，疑似导尿管阻塞，不冲洗，立即更换。　　　是□　　否□
4. 采集尿液做细菌和真菌检查时，从导尿管中收集。　　　　　是□　　否□
5. 一日2次定时对尿道口进行清洁。
   a. 女性患者一日2次　　　　　　　　　　　　　　　　　　是□　　否□
   b. 男性患者一日1次　　　　　　　　　　　　　　　　　　是□　　否□
6. 每日评价留置导尿管的必要性，及早拔管。　　　　　　　　是□　　否□
7. 洗澡或擦身时，采取保护措施，勿将导管浸入水。　　　　　是□　　否□
8. 疑似尿路感染需进行抗菌治疗前，先更换尿管。　　　　　　是□　　否□
9. 长期留置导尿管患者，建议更换频率：
   a. 导尿管每月1次　　　　　　　　　　　　　　　　　　　是□　　否□
   b. 普通集尿袋、精密集尿袋每周1次　　　　　　　　　　　是□　　否□

督查者：　　　　　　　　　　　　　　督查日期：

附表4：呼吸机相关性肺炎感染预防实践核查表

姓名： 　　床号　　　　住院号　　　　性别：男□　女□

年龄：　　　诊断：　　　插管日期：

插管类型：　经口插管□　气管切开□　经鼻插管□

呼吸机插管患者感染预防措施：

1. 每间隔8小时,用0.2%氯己定做口腔护理或口腔冲洗。　　　　　是□　否□
2. 若患者无禁忌证,应抬高床头,达到规定角度的标识。　　　　　是□　否□
4. 每2小时予以患者翻身、拍背,利于痰液引流。　　　　　　　　是□　否□
6. 气囊放气或拔管前清除气囊上滞留物,以免误入气道。　　　　　是□　否□
7. 及时、有效地进行气管内吸痰,保持气管内通畅。

　　a. 吸痰管一人一次一换。　　　　　　　　　　　　　　　　是□　否□

　　b. 吸痰顺序为气道、口腔、鼻腔。　　　　　　　　　　　　是□　否□

　　c. 气道湿化液每24小时更换1次。　　　　　　　　　　　　是□　否□

　　d. 痰液黏稠、黄脓痰,滴入湿化液10mL再吸痰。　　　　　　是□　否□

　　e. 吸痰后滴入湿化液10mL,湿润气道。　　　　　　　　　　是□　否□

8. 按需吸痰后,应确认为有效吸痰：

　　a. 吸痰后听诊,痰鸣音叫吸痰前明显减弱　　　　　　　　　是□　否□

　　b. 吸痰后,呼吸机气道压力报警解除　　　　　　　　　　　是□　否□

9. 呼吸机管道专人专用,每周更换。　　　　　　　　　　　　　　是□　否□
10. 呼吸机上的过滤网终末清洁消毒。　　　　　　　　　　　　　是□　否□
11. 人工鼻每2天更换1次。　　　　　　　　　　　　　　　　　　是□　否□

督查者：　　　　　　督查日期：

第八节 绩效考核体系

一、医院感染绩效考核体系建设的目的和意义

所谓"绩效",译自英文"performance",其原意是"性能、表现、业绩、表演"等。管理学研究的绩效一般划分为个人和组织两个层次,通常既包括行为(或过程),也包括产出(或结果)。其中,组织层次(当然包括医疗机构)的绩效评价通常涉及三个问题——"评价什么""谁来评价"以及"怎么评价",更为专业的说法是评价内容、评价主体和评价手段。医院感染绩效最主要内容是团队绩效,团队绩效的水平与结构,不是个体简单相加,而是要注重团队合作。

绩效考核是一种管理方法,它是将强制、激励、沟通与说服、惩罚等管理手段进行了较为合理的融合与平衡,因此是相对公平而又行之有效的管理方法。如何抓住感染预防与控制的关键点,科学动态地甄选出医院内部感染控制绩效考核指标,构建较为完善的感染控制绩效考核指标体系,真正调动临床开展感染控制工作的主观能动性,保障医患安全,是对医院感染管理者的一项挑战。

二、医院感染绩效考核的方法

感染控制工作涉及的知识广而深,涉及的科室多而全,涉及的人员多而杂,因此设置绩效考核指标时要充分考虑其可行性、针对性及循序渐进性。制度及知识的知晓是基础,因此考核一般应先从促进知晓入手;但具有决定性的是行动,是学以致用,是临床落实,否则就成了形式化感染控制。因此在促进认知的基础上,必须适时进入到实际操作考核阶段,要在临床工作中考核医护人员对手卫生、标准预防、无菌操作、安全注射、规范处置用后物品等技能的掌握与运用能力。

科学化的医院感染绩效管理应先确定工作目标、根据工作目标制

定 SOP 与绩效考核标准,然后持续监督绩效进度、实施绩效考核与沟通,继而应用绩效考核的结果再次修订工作目标。采用全过程管理的方法达到持续改进的效果,即通过 PDCA 不断进行质量持续改进的过程。

从医院组织层面来说,医院感染绩效管理宏观目标应以国家卫生健康和计划生育委员会医院感染控制指标为依据,通过这些指标的改善来体现整个项目能力的提升作用。为实现宏观目标,保证全院医院感染监测指标及医院感染督查情况能及时反馈于临床,并通过监控和督查机制有效促进医院感染防控工作的持续改进,故需针对不同人群、不同部门制订全面的医院感染防控质量绩效考核体系。我们提出有针对性、有目标的绩效考核管理模式,力争通过阶段性考核指标和考核内容的反馈,切实有效地提高广大医务人员对医院感染防控的重视程度,并落实于实际工作中,促进医院感染防控质量的持续提高。同时,以月度、年度和个人评聘周期等不同时间段,不同维度量化的具体的记分制法,可全面评估全院各科各类人员的实际感染控制能力。尤其在医院个人职称评定中纳入了医院感染管理考核的相关内容,也能推动个体人员对自身感染控制行为的改进或落实。医院感染绩效考核往往需要耗费大量的人力,依托信息化手段构建医院感染绩效考核一体化管理体系是我们的目标。

三、医院感染绩效考核的应用

1. 个人绩效考核措施

(1) 医院感染管理专职人员考核:要求具有风险评估能力、对感染风险的感染预防能力、诊断及实验能力、抗菌药物管理能力以及研究、教育能力。制定医院感染管理专职人员岗位职责,每年进行考核,考核指标作为竞聘上岗及职称评聘依据。

(2) 医院感染管理兼职医生及护士考核:根据医院感染管理兼职医生和护士不同的岗位职责和参加院内感染管理控制培训及考核完成情况,每月进行考核,并与兼职医生及护士的每月岗位津贴挂钩,同时根据年度考核情况分为优秀、合格与不合格三个层级。具体考核办法详见第三章第二节。

（3）医生考核：根据医生资质及工作性质进行分类考核。将医生分为内科医生、外科医生、放射及核医学科医生、其余门诊及医技科室医生四大类，内容涵盖手卫生、感染上报情况、外科口罩和医用防控口罩穿脱、微生物送检、抗菌药物合理使用等方面，纳入各医疗组组长月度与年度考评。同时将各类医生根据其职称进行分层次考核，将医院感染防控指标纳入医生个人职称评聘考核中，见表2-3。

（4）护士考核：包括手卫生、医废处置、消毒隔离、科室督查情况等，反馈给护理部进行相关绩效考核。

（5）工勤人员考核：包括手卫生、医疗废弃物处置、环境清洁消毒等，反馈给后勤保障处进行相关绩效考核。

表2-3 医生个人职称评聘考核项目表

项目	指标	分值	评 分 标 准	数据来源
有病房非手术科室主治及副主任医师医院感染考核项目	医院感染防控	20	1. 手卫生正确性（10分）：以"三基"考成绩为数据（取两年均值），流动水洗手和（或）快速手消毒/外科手消毒（适用于手术或介入操作医生）考试，进行洗手过程正确性检查。分值在90分以上不扣分，80~89分扣2分，在70~79分扣4分，在60~69分扣8分，60分以下不得分。 2. 口罩穿戴正确性（10分）：以"三基"考成绩为数据（取两年均值）。分值在90分以上不扣分，80~89分扣2分，在70~79分扣4分，在60~69分扣8分，60分以下不得分。	"三基"考试成绩从实训中心平台出
有病房非手术科室主任医师医院感染考核项目	医院感染防控	20	医院感染基础知识考核（20分）：根据非手术科室特点制定主任医院感染考核题目（共10题，满分100分），每年考核一次，取两年均值。 分值在90分以上不扣分，80~89分扣4分，70~79分扣8分，60~69分扣16分，60分以下不得分。	手工统计

续表

项目	指标	分值	评 分 标 准	数据来源
有病房手术科室主治及副主任医师医院感染考核项目	医院感染防控	20	1. 手卫生正确性(8分):以"三基"考成绩为数据(取两年均值),外科手消毒考试,进行洗手过程正确性检查。分值在90分以上不扣分,80~89分扣2分,70~79分扣4分,60~69分扣8分,60分以下不得分。 2. 口罩穿戴正确性(6分):以"三基"考成绩为数据(取两年均值)。分值在90分以上不扣分,80~89分扣2分,70~79分扣4分,60~69分扣8分,60分以下不得分。 3. 外科手消毒后手采样(6分):查见一例超标扣1分。	"三基"考试成绩从实训中心平台出手采样手工统计
有病房手术科室主任医师医院感染考核项目	医院感染防控	20	1. 医院感染基础知识考核(10分):根据手术科室特点制定主任医院感染考核题目(共10题,满分100分),每年考核一次,取两年均值。分值在90分以上不扣分,80~89分扣2分,70~79分扣4分,60~69分扣8分,60分以下不得分。 2. 外科手消毒后手采样(10分):查见一例超标扣2分。	手工统计
放射科、核医学科主治及副主任医师医院感染考核项目	医院感染防控	10	1. 手卫生正确性(4分):以"三基"考成绩为数据(取两年均值),考核快速手消毒过程正确性检查。分值在90分以上不扣分,80~89分扣1分,70~79分扣2分,60~69分扣3分,60分以下不得分。 2. 口罩穿戴正确性(2分):以"三基"考成绩为数据(取两年均值)。分值在90分以上不扣分,80~89分扣0.5分,70~79分扣1分,在60~69分扣1.5分,60分以下不得分。 3. 放射人员培训和体检(4分),培训及体检各占2分,未完成即扣分。	"三基"考试成绩从实训中心平台出,放射培训及体检手工出。
放射科、核医学科主任医师医院感染考核项目	医院感染防控	10	1. 医院感染基础知识考核(6分):根据医技科室特点制定主任医院感染考核题目(共10题,满分100分),每年考核一次,取两年均值。分值在90分以上不扣分,80~89分扣1分,70~79分扣2分,60~69分扣4分,60分以下不得分。 2. 放射人员培训和体检(4分),培训及体检各占2分,未完成即扣分。	手工统计

续表

项目	指标	分值	评分标准	数据来源
其余门诊、医技科室主治及副主任医师医院感染考核项目	医院感染防控	10	1. 手卫生正确性(6分):以"三基"考成绩为数据(取两年均值),考核快速手消毒过程正确性检查。分值在90分以上不扣分,80~89分扣1分,70~79分扣2分,60~69分扣4分,60分以下不得分。 2. 口罩穿戴正确性(4分):以"三基"考成绩为数据(取两年均值)。分值在90分以上不扣分,80~89分扣1分,70~79分扣2分,60~69分扣3分,60分以下不得分。	"三基"考试成绩从实训中心平台出
其余门诊、医技科室主任医师考核项目	医院感染防控	10	医院感染基础知识考核(10分):根据医技科室特点制定主任医院感染考核题目(共10题,满分100分),每年考核一次,取两年均值。 分值在90分以上不扣分,80~89分扣2分,70~79分扣4分,在60~69分扣8分,60分以下不得分。	手工统计

2. 不同部门绩效考核措施

根据科室性质对科室进行分类考核。将全院科室分为临床(有病房)科室、临床(门诊)科室、临床(医技)科室。此外,根据特殊科室特点制定更有针对性的考核标准,如日间病房、感染性疾病科、输血科、健康管理科、麻醉科等;内容涵盖手卫生、感染上报情况、外科口罩和医用防护口罩穿脱、微生物送检、抗菌药物合理使用等方面。科室绩效考核纳入科室月度100分考核、年度1000分考核中。

根据针对每个科室的每月绩效考核的内容,除了将发现的问题以督办单的形式反馈科室,同时根据考核分值排名,对分值后三位的科室,采取医院感染科下临床现场召开缺陷分析讨论会。利用科室晨会或者下班时间,准备好培训课件到科室,要求科室至少2/3的人员都要参加,问题科室的所有人员,包括主任、护士长、医生、护士等,通过反馈内容都能直观地看到自己科室存在的问题,看到与样板科室之间存在的差距,同时也可以做专题化的深入培训。通过此种贴近临床的反馈方式,可有效促进科室的感染控制意识和实践能力,也是使用PDCA的管理手段进行持续质量改进的一种有效方式。

参考文献

[1] 中华人民共和国原卫生部.建立健全医院感染管理组织的暂行办法[EB/OL]. http://www.tsjkjy.gov.cn/html/2004/10/20041009110757 - 1.htm.

[2] 刘思娣,李春辉,李六亿,等.中国医院感染管理组织建设30年调查[J].中国感染控制杂志,2016,(09):648 - 653.

[3] 王力红,朱士俊.医院感染学[M].北京:人民卫生出版社,2014.

[4] 中华人民共和国国家卫生和计划生育委员会.医院感染管理规范(试行)卫医发[2000]431号[EB/OL].http://www.nhfpc.gov.cn/mohyzs/s3593/200804/18626.shtml.

[5] 中华人民共和国原卫生部.医院感染管理办法[EB/OL].http://www.gov.cn/ziliao/flfg/2006 - 07/25/content_344886.htm.

[6] 中华人民共和国国家卫生和计划生育委员会.关于二级以上综合医院感染性疾病科建设的通知[EB/OL].http://www.nhfpc.gov.cn/mohbgt/pw10410/200804/27131.shtml.

[7] 付强,赵烁,刘运喜,等.新时期我国医院感染管理工作思考[J].中华医院感染学杂志,2016,26(6):1201 - 1204.

[8] 李六亿.走中国特色的医院感染管理学科发展之路[J].中华医院感染学杂志,2017,27(14):3126 - 3130,3138.

[9] 付强.中国医院感染管理学科发展政策思考[J].中华医院感染学杂志,2017,27(14):3121 - 3125.

[10] 刘芳菲,董宏亮,范珊红,等.陕西省医院感染管理体系现状调查及分析[J].中国感染控制杂志,2016,15(9):702 - 705.

[11] 高晓东,刘思远,钟秀玲,等.跌宕奋进30年中国感染控制1986 - 2016[M].上海:上海科学技术出版社,2016.

[12] 杨亚红,黄勋,张浩军,等.全国省级医院感染培训机构培训现状调查报告[J].中国感染控制杂志,2016,(09):659 - 664.

[13] 刘波,张卫红.医师资格考试技能操作中手卫生要求研究[J].中华医学教育

探索杂志,2014,(9):967-969.

[14] 国家标准化管理委员会. GB/T 24353-2009 风险管理 原则与实施指南[S]. 2009.

[15] 国家标准化管理委员会. GB/T 27921-2011 风险管理 风险评估技术[S]. 2011.

[16] 李六亿,徐艳.医院感染管理的风险评估[J].中国感染控制杂志,2016,15(7):441-446.

[17] 谭莉,谭昆,熊薇,等.风险评估在医院感染管理中的应用研究[J].中华医院感染学杂志,2017,27(18):4235-4237.

[18] 徐艳,杨怀,牟霞,等.医院感染风险管理方法的实施与运用[J].中华医院感染学杂志,2017,27(12):2824-2826,2833.

[19] 刘小燕,李寅环,冼翠尧,等.医院感染风险评估模型的建立与应用[J].中华医院感染学杂志,2017,27(17):4031-4033.

[20] 李六亿,徐艳,贾建侠,等.医院感染管理的风险评估分析[J].中华医院感染学杂志,2016,(11):2607-2610.

[21] Wenzel RP. Prevention and Control of Nosocomial infections. 3rd Edit ion. Williams &Wilkins. 1997,3-19,127-163.

[22] 李六亿.医院感染监测工作现状及管理对策[J].中华医院感染学杂志,1996,12:137-140.

[23] Emori, T.G., et al., National nosocomial infections surveillance system (NNIS): description of surveillance methods. Am J Infect Control, 1991, 19(1):19-35.

[24] 病区医院感染管理规范,WS/T 510-2016.

[25] 医疗废弃物管理条例,2003,中华人民共和国国务院令(第380号).

[26] 上海市医疗废弃物卫生管理规范,沪卫监督[2007]6号.

[27] 医疗卫生机构医疗废弃物管理办法,2003,中华人民共和国原卫生部令(第36号).

[28] 多重耐药菌医院感染预防与控制技术指南(试行),卫办医政发[2011]5号.

[29] 黄勋,邓子德,倪语星,等,多重耐药菌医院感染预防与控制中国专家共识[J],中国感染控制杂志,2015,14(1):1-9.

[30] 导管相关血流感染预防与控制技术指南(试行),卫办医政发[2010]187号.

[31] 导尿管相关尿路感染预防与控制技术指南(试行),卫办医政发[2010]187号.

[32] 中华医学会重症医学分会.呼吸机相关性肺炎诊断、预防和治疗指南(2013)[J],中华内科杂志,2013,52(6):524-543.

[33] 医疗机构环境表面清洁与消毒管理规范,WS/T 512-2016.

[34] 张京利,王力红,马文辉,等.构建动态绩效考核指标体系持续提升医院感染管理水平[J].中华医院感染学杂志,2016,26(18):4245-4247.

[35] 王丹,侯宇澄,等.医疗机构绩效评价理论及其对中国公立医院绩效评估的启示[J].中国卫生信息管理,2015,12(3):254-259.

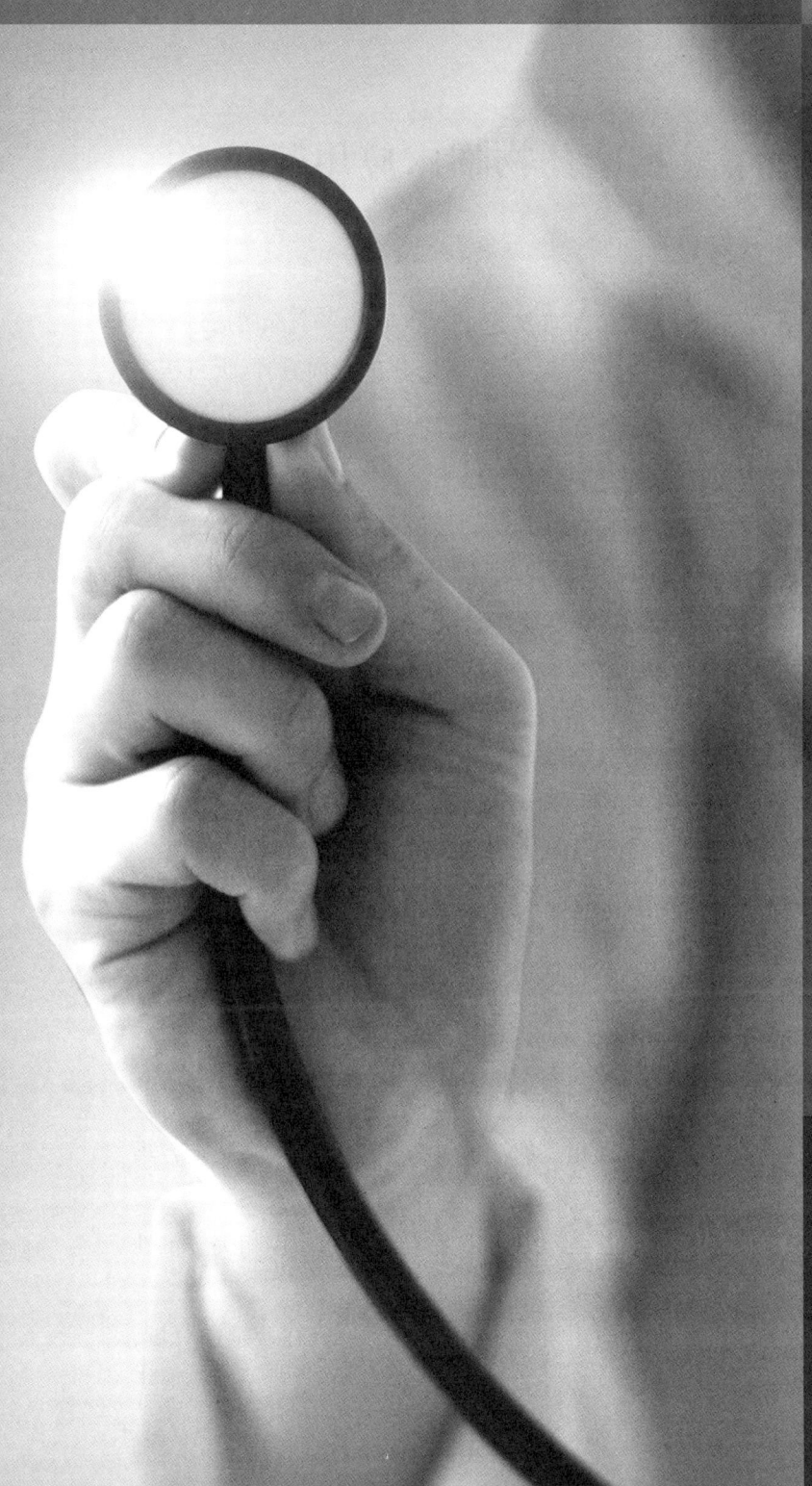

第三章 医院感染防控管理的实践

第一节　抗菌药物临床应用管理

一、目标

依据《抗菌药物临床应用管理办法》的要求,联合多个部门通过对全院抗菌药物使用合理性的科学化、规范化、常态化的全面管理,促进医务人员抗菌药物使用日趋合理,逐步减少和遏制细菌耐药趋势,使患者得到安全、有效、经济的抗菌药物治疗,保障医疗质量和医疗安全。

二、组织架构

上海市第一人民医院成立了由多个行政管理部门以及临床科室组成的抗菌药物临床应用管理小组,设立于医院药物治疗与药事管理委员会之下,全面负责抗菌药物管理相关指导和监督工作。

（一）组成

组　　长:院长

副组长:分管医疗副院长

组　　员:医务处处长、医务处副处长(分管医疗质量)、医院感染管理科主任、临床药学科主任、信息处处长、检验科主任、感染性疾病科主任、呼吸科主任、急诊与危重病科主任、血液科主任

秘　　书:医院感染管理科主任、临床药学科副主任

（二）职责

1. 贯彻执行抗菌药物管理相关的法律、法规和指导原则,制定各项医院抗菌药物管理制度并组织实施。

2. 审议医院抗菌药物供应目录,制定抗菌药物临床应用相关技术性文件并组织实施。

3. 对医院抗菌药物临床应用与细菌耐药情况进行监测,定期分析、

评估、上报监测数据并发布相关信息,提出干预和改进措施。

4. 对医务人员进行抗菌药物管理相关法律、法规、规章制度和技术规范培训,组织对患者合理使用抗菌药物的宣传教育。

5. 对纳入《抗菌药物采购供应目录》的采购品种要进行临床评价,由临床医师、药师填写抗菌药物临床应用评估表,反馈意见。内容包括该药物的不良反应监测结果,临床疗效评价结果,临床用量等情况。

6. 对不良反应发生率频繁高、安全性低、效价低的品种,根据临床医师或临床药师填写药品不良反应监测报告和抗菌药物临床应用评估表,经抗菌药物临床应用管理小组、药事管理委员会经调查评估,决定是否继续使用。

7. 定期发布细菌耐药信息,建立细菌耐药预警机制,对耐药率较高的抗菌药物,根据抗菌药物动态监测及超常预警制度,进行效价评估,采取相应措施。

8. 违规使用抗菌药物,如超适应证、超剂量使用的抗菌药物等,除按规定处理外,还要在全院通报警示,以防止再次发生。

9. 定期组织感染性疾病专业医师、感染专业临床药师、临床微生物技术人员对全院抗菌药物使用情况进行分析、汇总、评估,同时结合国内外先进的抗菌药物临床应用及管理经验,提出适合本院的抗菌药物临床应用持续改进意见,并在全院推广实施。

10. 定期发布抗菌药物临床应用情报、信息。共享抗菌药物临床应用理论知识。

11. 利用信息化手段,HIS系统及合理用药软件,不断地促进和提高抗菌药物合理应用水平。

(三) 会议制度

1. 每年至少召开两次会议,遇重大抗菌药物管理问题应随时召开。

2. 讨论研究、协调和解决医院抗菌药物使用相关问题,提出改进措施。

3. 对上一阶段抗菌药物管理工作进行总结,并提出下一步工作计划和重点。

4. 抗菌药物临床应用管理小组会议出席人数不得少于工作组总人数的3/4。

5. 每项议案以无记名投票的方式进行投票表决。得票必须超过2/3方可通过。

6. 医院感染管理科专职人员负责进行会议记录,并负责编写会议纪要,向有关部门及全院通报。

三、制定抗菌药物使用相关制度

(一) 制定抗菌药物分级管理制度

1. 实施抗菌药物分级管理制度,抗菌药物分为非限制使用、限制使用与特殊使用三级。

(1) 非限制使用级抗菌药物。经长期临床应用证明安全、有效,对细菌耐药性影响较小,价格相对较低的抗菌药物。

(2) 限制使用级抗菌药物。与非限制使用级抗菌药物相比较,在疗效、安全性、对细菌耐药性影响、药品价格等方面存在局限性,不宜作为非限制级药物使用。

(3) 特殊使用级抗菌药物。具有明显或者严重不良反应,不宜随意使用的抗菌药物;需要严格控制使用避免细菌过快产生耐药的抗菌药物;新上市不足5年的抗菌药物,疗效或安全性方面的临床资料较少,不优于现用的抗菌药物;价格昂贵的抗菌药物。

2. 预防感染、治疗轻度或者局部感染应当首先选用非限制使用级抗菌药物;严重感染、免疫功能低下合并感染或者病原菌只对限制使用类抗菌药物敏感时,可以选用限制使用级抗菌药物;严格控制特殊使用级抗菌药物使用。

3. 对本院医师和药师进行抗菌药物临床应用知识和规范化管理的培训。医师经考核合格后获得抗菌药物处方权,药师经考核合格后获得抗菌药物调剂资格。具有中级以上专业技术职务任职资格的医师,经培训并考核合格后,方可授予限制使用级抗菌药物处方权。具有高级专业技术职务任职资格的医师,经培训并考核合格后,方可授予特殊使用级抗菌药物处方权。

4. 临床应用特殊使用级抗菌药物应当严格掌握用药指征,经抗菌药物临床应用管理小组指定人员会诊同意后,由具有相应处方权医师开具处方。门诊医师不得开具特殊使用级抗菌药物处方。特殊使用级抗菌药物会诊人员由具有抗菌药物临床应用经验的感染性疾病科、呼吸科、重症医学科等具有高级专业技术职务任职资格的医师和感染专业临床药师担任。

5. 紧急情况下,医师可以越级使用抗菌药物,处方量应当限于1天用量。如果需要继续使用,必须经过感染性疾病科、呼吸科、重症医学科医师和感染专业临床药师会诊,会诊同意使用该级别级抗菌药物后,授予治疗时间段范围内的使用权(包括使用药品名称、使用数量等)。

6. 严格控制门诊患者静脉输注使用抗菌药物比例。

7. 利用信息化手段,促进抗菌药物合理应用。如抗菌药物使用人员权限(抗菌药物的分级管理,有相应资格的医师才能开具相应级别的抗菌药物,特殊使用级的抗菌药物经会诊后,要使用的,根据会诊结论,给予限期内的使用权限,包括品种、数量,过期自动取消)、处方审核系统(自动识别处方的合理性、提示处方医师药品的配伍禁忌、药品相互作用、不良反应等)。

8. Ⅰ类清洁切口抗菌药物使用的规范管理,对Ⅰ类切口使用抗菌药物(预防)作严格限制,原卫生部规定预防用药不超过30%。更不允许治疗性使用抗生素(权限),凡是Ⅰ类切口需要治疗性使用抗菌药物时,须会诊后,根据会诊结论,给予使用品种、使用期限的权限。超品种、超期限不能使用(权限限制)。

9. 门诊医师不得开具特殊使用级抗菌药物处方。

(二) 制定围手术期抗菌药物合理使用制度

严格按照《抗菌药物临床应用指导原则》中围手术期抗菌药物预防

性应用的有关规定,加强本院围手术期抗菌药物预防应用的管理,改变过度依赖抗菌药物预防手术部位感染的现状,减少围手术期抗菌药物的不合理应用。

1. 预防用药目的

主要是预防手术部位感染,包括浅表切口感染、深部切口感染和手术所涉及的器官/腔隙感染,但不包括与手术无直接关系的、术后可能发生的其他部位感染。

2. 预防用药原则

围手术期抗菌药物预防用药,应根据手术切口类别(表3-1)、手术创伤程度、可能的污染细菌种类、手术持续时间、感染发生机会和后果严重程度、抗菌药物预防效果的循证医学证据、对细菌耐药性的影响和经济学评估等因素,综合考虑决定是否使用预防用抗菌药物。但抗菌药物的预防性应用并不能代替严格的消毒、灭菌技术和精细的无菌操作,也不能代替术中保温和血糖控制等其他预防措施。

表3-1 手术切口类别

切口类别	定义
Ⅰ类切口(清洁手术)	手术不涉及炎症区,不涉及呼吸道、消化道、泌尿生殖道等人体与外界相通的器官
Ⅱ类切口(清洁-污染手术)	上、下呼吸道,上、下消化道,泌尿生殖道手术,或经以上器官的手术,如经口咽部手术、胆道手术、子宫全切除术、经直肠前列腺手术,以及开放性骨折或创伤手术等
Ⅲ类切口(污染手术)	造成手术部位严重污染的手术,包括:手术涉及急性炎症但未化脓区域;胃肠道内容物有明显溢出污染;新鲜开放性创伤但未经及时扩创;无菌技术有明显缺陷如开胸、心脏按压者
Ⅳ类切口(污秽-感染手术)	有失活组织的陈旧创伤手术;已有临床感染或脏器穿孔的手术

(1)清洁手术通常不需预防用抗菌药物,但在下列情况时可考虑预防用药。

① 手术范围大、手术时间长、污染机会增加。

② 手术涉及重要脏器,一旦发生感染将造成严重后果者,如头颅手术、心脏手术等。

③ 异物植入手术,如人工心瓣膜植入、永久性心脏起搏器放置、人工关节置换等。

④ 有感染高危因素如高龄、糖尿病、免疫功能低下(尤其是接受器官移植者)、营养不良等患者。

（2）Ⅱ类切口和Ⅲ类切口手术,一般需要预防性应用抗菌药物。

3. 抗菌药物品种选择

（1）抗菌药物的选择视预防目的而定。预防术后切口感染,应针对金黄色葡萄球菌选用药物。预防器官-腔隙感染,则需依据手术野污染或可能的污染菌种类选用相应的抗菌药物,并参考本院细菌耐药状况选用品种。

（2）常见围手术期预防用抗菌药物的品种选择参照卫办医政发〔2009〕38号中《常见手术预防用抗菌药物表》和国卫办医发〔2015〕43号中《抗菌药物临床应用指导原则》。

4. 给药方案

（1）给药方法:给药途径大部分为静脉输注,仅有少数为口服给药。静脉输注应在皮肤、黏膜切开前0.5~1h内或麻醉开始时给药,在输注完毕后开始手术,保证手术部位暴露时局部组织中抗菌药物已达到足以杀灭手术过程中沾染细菌的药物浓度。万古霉素或氟喹诺酮类等由于需输注较长时间,应在手术前1~2h开始给药。

（2）预防用药维持时间:抗菌药物的有效覆盖时间应包括整个手术过程。手术时间较短(<2h)的清洁手术术前给药一次即可。如手术时间超过3小时或超过所用药物半衰期的2倍以上,或成人出血量超过1500mL,术中应追加一次。清洁手术的预防用药时间不超过24h,心脏手术可视情况延长至48h。清洁-污染手术和污染手术的预防用药时间亦为24h,污染手术必要时延长至48h。过度延长用药时间并不能进一步提高预防效果,且预防用药时间超过48h,耐药菌感染机会增加。

（三）医院建立抗菌药物遴选和定期评估制度

1. 抗菌药物由临床药学科统一采购供应，其他科室或者部门不得从事抗菌药物的采购、调剂活动，不得在临床使用非药学科采购供应的抗菌药物。

2. 按照药品监督管理部门批准并公布的药品通用名称购进抗菌药物，优先选用《国家处方集》《国家基本药物目录》和《国家基本医疗保险、工伤保险和生育保险药品目录》收录的抗菌药物品种。

3. 购进抗菌药物品种不得超过35种；同一通用名称抗菌药物品种，注射剂型和口服剂型各不得超过2种，处方组成类同的复方制剂1~2种。具有相似或相同药学特征的抗菌药物不得重复采购。

4. 三代及四代头孢菌素（含复方制剂）类抗菌药物口服剂型不得超过5个品种、规格，注射剂型不得超过8个品种、规格；碳青霉烯类抗菌药物注射剂型不得超过3个品种、规格；氟喹诺酮类抗菌药物口服剂型和注射剂型各不得超过4个品种、规格；深部抗真菌类抗菌药物不得超过5个品种、规格。

5. 抗菌药物采购目录（包括采购抗菌药物的品种、剂型和规格）应向核发其《医疗机构执业许可证》的卫生行政部门报备。

6. 因临床工作需要，需采购的抗菌药物品种、规格超过上述规定，科室应向院内相关主管部门提出申请，并详细说明理由。再由院内主管部门向上级卫生行政部门提出申请，由上级卫生行政部门核准申请抗菌药物的品种、规格的数量和种类。

7. 新引进抗菌药物品种，临床科室应当提交申请报告，经临床药学科提出意见后，报抗菌药物临床应用管理小组审议。抗菌药物临床应用管理小组2/3以上成员审议同意后，提交医院药事管理与药物治疗学委员会审核，经药事管理与药物治疗学委员会2/3以上委员审核同意后方可列入采购供应目录。对存在安全隐患、疗效不确定、耐药严重、性价比差或者违规促销使用等情况的抗菌药物品种，临床科室、临床药学科、抗菌药物临床应用管理小组和药事管理与药物治疗学委员会可以提出清退或者更换意见。清退或者更换获得抗菌药物管理组1/2以上成员同意后执行,并报药事管理与药物治疗学委员会备案。清退或者更换的抗菌药物品种原则上6个月内不得进入本院药物采购供应目录。

8. 因特殊感染患者治疗需求,未列入本院药品处方集和基本药品供应目录的抗菌药物,医院可以启动临时采购程序。临时采购应当由临床科室提交申请报告,说明申请购入药品名称、规格、剂型、数量、使用对象和使用理由,经抗菌药物临床应用管理小组审核同意后由药学部门一次性购入使用。

9. 本院将严格控制临时采购抗菌药物品种和数量,同一通用名抗菌药物品种启动临时采购程序不得超过5次。如果超过5次,抗菌药物临床应用管理小组应当进行调查,决定是否同意继续临时采购或者列入常规药品采购程序。

四、医师开立抗菌药物处方流程

为了规范抗菌药物的合理使用,制定了门急诊和住院处方开立的流程。在临床医师开立抗菌药物电子医嘱时,必须提交电子抗菌药物开立申请,申请特殊类抗菌药物以及使用推荐预防用药以外的药物,必须进入专家审核状态,经抗菌药物专家库成员审核后方可开立相应医嘱。门急诊处方开立时必须填写体温和使用理由,住院抗菌药物开立根据使用目的不同分为手术预防、非手术预防和病原性/经验性治疗。

(一)手术预防

医师须填写手术名称、切口类型,如果是Ⅰ类切口,须选择使用理由如:手术范围大;预计时间长;头颅手术(非颅骨肿瘤切除术);心脏手术;眼内手术;异物植入手术;年龄大于70岁;糖尿病血糖控制不佳;恶性肿瘤放、化疗中;免疫缺陷;营养不良。选择后"抗生素推荐贴士"自动列出推荐的抗生素供医师选择,如果不选择推荐药品,须勾选理由:过敏/耐药/缺药/其他。并提示手术切口预防性使用抗生素时间不能超过48小时。

（二）非手术预防

须选择非手术预防的疾病或状况如：风湿性心脏病儿童预防风湿热复发；经常发生链球菌咽峡炎或风湿热；心内膜炎高危患者，在接受牙科或口腔操作前；流行性脑脊髓膜炎密切接触者；流感嗜血杆菌脑膜炎密切接触者；脾切除后儿童；镰状细胞贫血和地中海贫血的儿童；艾滋病患者CD4细胞计数 $<200/mm^3$ 者预防肺孢菌病；造血干细胞移植及实体器官移植者预防肺孢菌病；百日咳患者密切接触者；预防新生儿B组溶血性链球菌（GBS）感染；实验室工作者暴露于布鲁菌；实验室工作者暴露于鼠疫耶尔森菌；疟疾（进入疫区者）；粒细胞减少；粒细胞缺乏。选择后"抗生素推荐贴士"框自动列出推荐的抗生素供医师选择，如果不选择推荐药品，须勾选理由：过敏/耐药/缺药/其他。

（三）病原性/经验性治疗

须选择是病原性治疗或经验性治疗，填写感染诊断和感染部位，系统将自动调取感染相关实验室检查结果如：体温、白细胞计数、中性粒细胞计数、C反应蛋白、降钙素原（PCT）、内毒素鲎测定、白介素-6、丙氨酸氨基转移酶、总胆红素、肌酐、真菌D葡聚糖/GM、是否做病原学检测和药敏实验；以及临床症状和入院后的所有影像学检查报告。如果申请的是特殊类抗菌药物，将再进入抗菌药物专家审批申请流程。

（四）抗菌药物专家审批流程

抗菌药物专家审批申请界面能自动调取该患者曾使用过的抗菌药物的情况，医师须填写申请此特殊类抗菌药物的理由，普通理由和指示理由。普通理由包括：患者年龄≥65岁；患者住院天数≥15天；感染在住院期间发生；曾使用的抗菌药物品种>3；持续发热时间>96小时；感染伴发一个以上的器官衰竭；移植术后/人工材料植入术后；发生多重感染/混合感染；恶性肿瘤放/化疗期间。指示理由包括：体温、白细胞计数、中性粒细胞计数、C反应蛋白、降钙素原（PCT）、内毒素鲎测定、白介素-6、丙氨酸氨基转移酶、总胆红素、肌酐。该界面还自动显示所有入院血清学检验报告和影像学检查报告，医师可以根据需要选择，所有选择的数据将推送给抗菌药物审核专家进行审核。

临床应用特殊使用级抗菌药物应当严格掌握用药指征,经抗菌药物临床应用管理小组指定的抗菌药物审核专家审核同意后,由具有相应处方权医师开具处方。为了加强管理,医院制定了特殊使用级抗菌药物审核专家的准入、考核及退出标准。具体如下:

1. 专家准入标准

由具有抗菌药物临床应用经验的呼吸科、重症医学科、微生物检验科、临床药学科及其他一些常用科室的具有高级专业技术职务任职资格的医师、药师担任。具体名单由抗菌药物临床应用小组讨论后决定。

2. 考核

(1) 医务处和医院感染管理科制定特殊类抗生素使用标准,审批专家按照该标准进行审核,药学科按照该标准进行点评。

(2) 每月临床药学科抽查 10 份几种重要特殊类抗生素(碳青霉烯类、替加环素、替考拉宁、利奈唑胺)病史,对该科室特殊类抗生素使用合理性进行点评。

(3) 医务处和医院感染科汇总后统计每位专家的审核合格率,合格率低于 80%,该审核专家月考和年底考评扣相应分值,同时对每一例不合格病例进行督导。每个月的合格情况 BBS 公布。

3. 退出标准

(1) 连续 6 个月审批合格率低于 80% 的专家出库。

(2) 若再需入库,必须向抗菌药物临床应用管理小组提出申请,由管理小组成员表决同意后,并取得相应考核合格后方可重新入库。

五、抗菌药物使用的监督管理

(一) 抗菌药物的监测和评价

1. 监测内容

(1) 抗菌药物临床应用情况监测:按要求每月对院、科二级抗菌药物临床应用情况开展调查:各类抗菌药物品种、剂型、规格、使用量及使用金额,使用量和使用金额分别排名前10位的抗菌药物品种,住院患者抗菌药物使用率,每百人每日住院患者抗菌药物使用强度、Ⅰ类切口手术和介入诊疗抗菌药物预防使用率,特殊使用级抗菌药物使用率及使用强度,门诊抗菌药物处方比例、急诊抗菌药物处方比例,各级抗菌药物使用前微生物送检率等。

(2) 处方医嘱合理性监测:组织临床药学科抗菌药物点评小组对各科门急诊和住院抗菌药物处方或医嘱的合理性实施专项点评。每月组织对具有抗菌药物处方权医师所开具的处方或医嘱进行点评,重点抽查外科、血液科、呼吸科、危重病科等临床科室以及手术和介入治疗病例;对所有手术科室的围手术期抗菌药物处方医嘱,每月点评医嘱数≥10份。

2. 评价内容

(1) 抗菌药物应用的广度、深度及适度

① 应用广度:全院每百张处方应用抗菌药物的比例、每张含抗菌药物的处方抗菌药物所占权重、门诊抗菌药物处方比例、住院患者抗菌药物使用率应符合相应规定。某临床科室应用抗菌药物的权重应符合该科室的临床治疗特性;某临床科室各级职称临床医师使用抗菌药物的综合情况应符合该职称级别所拥有或临时授予的权限。

② 应用深度:使用抗菌药物的处方构成应与患者病症相符;住院患者抗菌药物使用强度、Ⅰ类切口手术和介入治疗抗菌药物预防使用率应符合相应规定,抗菌药物的应用应符合某患者的临床指征、特异体质等各种因素;抗菌药物的分级应用确定在处方、医嘱分析中得以体现。

③ 应用适度:当用则用、可用可不用则不用、不需用坚决不用。

(2) 抗菌药物处方医嘱合理性评价

① 评价部门:临床药学科进行具体合理性评价,医务处和医院感染科进行复核及监督指导反馈。

② 评价频率:实时监测;每月出具一次评价分析报告。

③ 评价内容:对抗菌药物处方医嘱的适应证,抗菌药物种类的选择、

用法用量、用药途径、用药时机和疗程等进行合理性评价;抗菌药物用量所占药品总用量权重;抗菌药物用量(金额)排前10位的药品实时监控、公示和合理性分析。

3. 监测和评价的频率:长效监控项目每月一次;必要时,对特定品种进行即时抽检。

(二) 抗菌药物预警、干预及整改措施

1. 用量超常的预警、干预及整改措施

(1) 某阶段某种抗菌药物用量排他性非正常增长,暂停使用该种抗菌药物,并在分析、研究之后会同有关部门协同调查非正常增长的各种因素。

(2) 使用量位居前列、总体用量超过一定指数的抗菌药物品种酌情采用警示、严重警示、限量使用或暂时停用的措施,向各临床科室发出通告,并会同有关部门分析原因。

(3) 药品用量(金额)排名前10位的药品中用量排位3位科室及前3位处方医师,发现有超常用药行为的,予以书面警示或视情节给予相应处罚。

2. 不合理处方医嘱的预警和干预措施

(1) 每月对抗菌药物门诊处方和住院医嘱进行合理性评价,通过医院电子BBS平台及医疗护理简讯对处方医嘱存在适应证、品种选用、用药时间、剂量、疗程等不合理问题的医生进行公示预警。

(2) 由相关行政部门对不合理使用抗菌药物的医生给予相应干预(约谈,降低抗菌药物使用级别,停用抗菌药物使用权限等处理)。

(三) 抗菌药物使用的考核

1. 纳入临床科室的绩效考核

将《抗菌药物临床应用指导原则(2015年版)》《原卫生部办公厅关于抗菌药物临床应用管理有关问题的通知》《原卫生部办公厅关于做好全国抗菌药物临床应用专项整治活动的通知》《原卫生部办公厅关于继续深入开展全国抗菌药物临床应用专项整治活动的通知》和《抗菌药物

临床应用管理办法》等文件的切实执行与否纳入科室的绩效考核,为某阶段该科室绩效优异与否的否决款项。每月抗菌药物全医嘱点评不合理医嘱占比、抗菌药物的 DDDs 值、住院使用率、门诊使用率、Ⅰ类切口预防性抗生素使用率、治疗性抗菌药物使用前微生物送检率等作为核心指标纳入月度 100 分和年度 1000 分考核标准中。

2. 行政处罚

对不重视抗菌药物临床合理应用工作或违反以上管理要求,因临床抗菌药物滥用而由此造成医疗纠纷或其他严重后果的医师,将依照《执业医师法》《医疗事故处理条例》以及其他有关法律法规的规定给予相应处罚,直至吊销具体责任人执业资格。

3. 经济处罚

根据对《抗菌药物临床应用指导原则(2015 年版)》《原卫生部办公厅关于抗菌药物临床应用管理有关问题的通知》《原卫生部办公厅关于做好全国抗菌药物临床应用专项整治活动的通知》《原卫生部办公厅关于继续深入开展全国抗菌药物临床应用专项整治活动的通知》和《抗菌药物临床应用管理办法》等文件的执行过程中出现的违规及不合理使用情况,与相关临床科室及医疗组的绩效挂钩。

六、抗菌药物临床应用的培训及考核

(一) 培训和考核制度

1. 医院在新职工入职前对医师和药师进行抗菌药物临床应用知识和规范化管理现场培训,入职后每年定期现场培训。医师经医院培训并通过医院 HIS 系统考试考核合格后,方可获得相应的处方权。

2. 抗菌药物处方的分级授权:具有高级专业技术职务任职资格的医师,可授予特殊使用级抗菌药物处方权;具有中级以上专业技术职务任职资格的医师,可授予限制使用级抗菌药物处方权;具有初级专业技术职务任职资格的医师,可授予非限制使用级抗菌药物处方权。药师经培训并考核合格后,方可获得抗菌药物调剂资格。

3. 越级使用抗菌药物应当详细记录用药指征,并应当于24小时内补办越级使用抗菌药物的必要手续。

4. 抗菌药物相关知识纳入每年临床医师的"三基"培训和考核中,每年CPD平台"三基"培训内容中设有抗菌药物培训内容,学习后可进行考核。所有考核对象必须通过考核,第一轮考核不合格可以参加补考,未经批准不参加考试及补考或补考不合格者予以年度个人考核不合格,连续两年年度个人考核不合格者予以退工处理。

(二) 培训和考核内容

1. 抗菌药物相关法律法规:《药品管理法实施条例》《执业医师法》《抗菌药物临床应用管理办法》《处方管理办法》《医疗机构药事管理规定》《抗菌药物临床应用指导原则》《国家基本药物处方集》《国家处方集》和《医院处方点评管理规范(试行)》等相关法律、法规、规章和规范性文件;

2. 抗菌药物临床应用及管理制度;

3. 常用抗菌药物的药理学特点与注意事项;

4. 常见细菌的耐药趋势与控制方法;

5. 抗菌药物不良反应的防治。

七、抗菌药物管理(AMS)实践

(一) AMS管理小组活动

为了更深入细致地进行抗菌药物管理,工作组制定了AMS的流程。由信息科每月出具各科抗菌药物核心数据报表,同时临床药学科每月对抗生素处方进行点评;医院感染管理科进行审查并对比各科室数据对问题进行分析和汇总;医院感染管理科、微生物室、临床药学科共同讨论确定AMS内容;联系科主任进驻科室召开沟通会;最后跟踪随访抗菌药物使用情况。例如在审查信息科出具的报表时发现骨科2017年6月、7月和8月的Ⅰ类切口预防性抗菌药物使用率分别为69.46%、74.34%、70.72%,远远大于原卫生部小于30%的标准。因此,我们通过信息系统查阅了2017年6月、7月和8月的使用预防性抗菌药物的手术病例明细，发现很多Ⅰ类切口手术按照抗菌药物临床应用指导原则（2015年版）不需常规使用抗生素预防，如骨活检术、关节镜检查术等。并且处方点评时有一些预防用药的品种、剂量和疗程也存在不合理性。因此针对这些问题，医院感染管理科组织了微生物室和临床药学科，制订了宣教内容，与骨科科主任联系后进驻科室在晨会时举行了一次沟通会。会上达成共识，确定了不使用预防性抗生素的Ⅰ类切口手术名单：骨活检术、关节镜检查术、取内固定术、软组织肿块切除术等。成效：在随后信息科出具的每月骨科Ⅰ类切口手术清单中未再出现骨活检术、关节镜检查术、取内固定术、软组织肿块切除术等手术名称。

（二）AMS—MDT感染性疾病多学科讨论会

临床科室或临床药学科提供典型的感染性疾病病例，由医院感染管理科组织拟定MDT多学科讨论的内容、形式和参与主要讨论的学科以及要求参加的人员。由主管医生整理病史，放射科专家分析影像学资料、微生物室专家分析该病例微生物标本是否正确送检、病原体的特征和药敏、临床药学科专家点评抗菌药物使用是否合理。医院感染管理科对MDT讨论会的全部资料（PPT等）进行审核。会前将病史简介发放给临床医生和医院感染兼职人员阅读和思考。会后将病例资料整理成文发送微信公众号进行分享。

实例：

2017年11月医院感染管理科选取血液科一例"确诊急性淋巴细胞白血病4月，反复发热2月"的复杂腹腔感染病例，拟定在全院范围内举行多学科病例讨论，安排所有经治科室准备病史资料。并在会前将病史简介发放给临床医生和医院感染兼职人员阅读和思考。会议过程，首先议程一：血液科主管医生介绍了该病例的病情，提出第一阶段问题：①患者发热的原因是不是感染？依据有哪些？②下一步治疗措施是什么？各参会人员对此进行了热烈讨论。然后血液科主管医生继续揭示该病例后面的检验和检查结果以及治疗情况，并提出第二阶段的问题：脓肿引流管拔除的指征是什么?有效抗感染后为何仍持续低热?大家再次进行讨论交流。该病例通过 NGS 高通量测序最终明确诊断为:①腰大肌旁软组织脓肿(屎肠球菌、弗劳地柠檬酸杆菌和热带假丝酵母菌混合感染);②肝假丝酵母菌病(热带假丝酵母菌)。议程二:放射科专家对该病例病灶部位的所有影像学资料进行解读,微生物室专家分析该病例微生物标本是否正确送检、病原体的特征和药敏、药学科专家点评抗菌药物使用是否合理。议程三:血液科感染诊治专家对该病例做总结和点评,并进行《急性白血病化疗后并发慢性播散性念珠菌病》的专题讲座。

通过此次 MDT 会议,广大医护人员对该病例的诊断、鉴别和治疗;微生物标本是否正确送检、病原体的特征和药敏、抗菌药物使用是否合理以及医院感染相关诊疗措施是否恰当等内容进行了深入探讨,对粒细胞缺乏证感染患者的诊治有了进一步的认识,了解了微生物诊断的新方法、新手段。对于如何达到对感染治疗或预防的最佳效果,最大限度保障患者安全有了更深刻的理解。

第二节 医院感染管理兼职人员管理

一、目的

更好地提高医院感染管理工作的实效性,发挥在职医护人员在全院医院感染防控的主观能动性,并形成院科两级的医院感染管理组织架构,构建医院感染防控网络,做到全覆盖无死角,以点带面,确保全院医院感染防控工作有效有序开展及实施。

二、医院感染兼职管理队伍构成

(一) 医院感染兼职医生

由各临床科室选派一名对医院感染管理有热情,愿意参与医院感染防控工作的优秀感染控制专员(主治医师以上,含主治医师)。该人员原则上 2 年内固定,2 年内不兼任医干,将在医院感染专职人员指导和带动下,接受感染控制知识培训并开展医院感染防控措施的自查监督工作。

（二）医院感染兼职护士

由护理部指定每个护理单元一名对医院感染管理有热情,愿意参与院内感染防控工作的优秀医院感染兼职护士专员,该人员为至少工作 3 年以上的业务骨干,原则上 2 年内固定,将在医院感染专职人员指导和带动下,接受感染控制知识培训并开展医院感染防控措施的自查监督工作。

三、医院感染兼职人员的职责

（一）医院感染兼职医师职责

1. 医院感染兼职医师负责科室内部医院感染监测、医院感染控制措施具体实施,对医院感染原因、感染环节、感染危险因素等进行日常监测,并针对病因采取有效的防控措施,以降低科室内医院感染发病率。

2. 接受医院感染管理科相关医院感染知识培训并通过考核;同时负责科内医院感染相关的培训工作,至少每季度一次,并定期将相应培训内容、签到表、培训现场照片复印件整理后上交医院感染科。

3. 负责及督促科室成员完成科内院内感染病例的确定和上报,并做好科室医院感染病例统计记录。定期总结和反馈科内院内感染发生病例及原因,并与医院感染科专职人员一起分析加强院内感染防控措施。

4. 督促科室医师在抗菌药物使用前完成微生物送检,做到有样必采、正确采样、及时进行细菌培养和药敏试验。

5. 临床科室一旦有发生医院感染暴发和流行趋势时,应立即通知科主任和科室医院感染管理小组成员,协助医院感染管理专职人员开展流行病学调查,寻找可疑传播途径,采取有效防控措施,控制医院感染的发展和蔓延。

6. 根据医院感染管理科的相关规定,完成各种医院感染监测数据上报工作,负责及督促科室医师完成每年一次现患率调查、每季度高热血培养送检调查、每年两次围手术期抗菌药物使用调查。

7. 负责对本科室医师无菌操作、消毒隔离技术的应用和抗菌药物合理使用情况进行督查。

8. 负责及督促科室严格执行多重耐药菌的防控措施及三管防控措施。

9. 负责及督促科室成员执行手卫生,确保正确性,提高手卫生依从性。

10. 负责及督促科室成员正确分类医疗废弃物。

11. 负责督促科室成员完成传染病及慢性病相关上报工作。

12. 定期向医院感染管理科反映临床相关医院感染防控问题,并提出建议。

(二) 医院感染管理兼职护士职责

1. 接受医院感染管理科相关医院感染知识培训并通过考核;同时负责科内医院感染相关知识培训,至少每季度一次,并定期将相应培训内容、签到表、培训现场照片复印件整理成册。

2. 负责督查医院感染管理制度、消毒隔离制度及措施、无菌操作常规等实施情况,并做好记录。

3. 在日常护理工作中,一旦发现患者有医院感染征象,及时通报主管医师进行上报,并留取标本及时送细菌学检查及药敏试验。

4. 负责科内手卫生依从性督查、医疗废弃物督查、多重耐药菌防控措施的督查、三管防控措施的督查及落实工作,并做好相应记录。

5. 负责科内日常环境卫生学采样与监测工作,并做好记录。

6. 负责督查消毒药械的配置和使用情况,一次性医疗用品的使用和管理情况。

7. 负责对医院相关工作人员和就诊患者的卫生学管理与日常宣教工作。

8. 与医院感染管理科联动,对全院的医院感染质量管理进行督查。

9. 及时向医院感染管理科反映临床相关医院感染防控问题,并提出建议。

四、医院感染兼职人员的培训

1. 每月一次兼职人员专项培训

培训的主要内容以医院感染的基础知识为主,例如,手卫生、标准防护、传染病防控、职业暴露、清洁消毒灭菌、三管防控,在此基础上可以根据实际情况,适当增加医院感染的新规范、新技术、新理念,例如,抗菌药物合理使用、多重耐药菌防控、抗感染治疗新进展等。每月 1 次培训,培训后当场考核以评估培训效果,同时将课件上传至微信群内,以供科室进一步推广学习。

2. 针对性专科及重点科室知识及操作培训

兼职人员来自临床各个科室,而且分为医师和护士、技师等不同专业,所谓术业有专攻,专业不同关注点自然不同,因此培训内容也应因材施教,例如外科的换药、手术科室手术伤口感染防控、ICU 呼吸机相关肺炎防控、病原微生物的正确送检、器械的灭菌等,每期培训内容不同,针对人群侧重点不同,同时对于操作性强的内容采取实训方式进行现场培训,效果更为明显。

3. AMS-MDT 病例讨论(活动形式)

通过 AMS 模式对临床抗菌药物合理使用能进行管控,以 MDT 方式进行医院感染实例讨论,每年至少举行 4 次活动,临床提出病例,涉及诊断、治疗、药物使用尤其是抗菌药物的合理使用、临床有创操作等,在讨论中发现抗菌药物使用的问题,总结经验教训。

4. 院内及院外医院感染相关的各项培训活动

通过医院感染周活动、医院管理论坛、公济论坛等活动,邀请院外专家进行专题、专场培训,内容涉及新规范、新技术、新理念。参加院外举办的各项培训班,例如 SHIP、培元、培英等项目,将兼职人员中对医院感染工作参与度高的医护人员送至外院培训,提高他们的医院感染防控能力。

五、医院感染兼职人员管理细则

(一) 医院感染兼职护士医院感染管理细则

1. 科内医院感染管理质量督查内容:按照医院感染科下发医院感染管理工作记录本内容完成医院感染病例登记,手卫生依从性自查,培训及考核,医院感染管理自查会议纪要等。

2. 手卫生:要求每月每病区督查手卫生 50 个点,包括医生每个医疗组≥2 人次;护士每个病区≥10 人次;工人每个病区≥2 人次(按照医院感染手卫生超级表格)。

3. 医疗废弃物:每月每病区 1 次(按照医院感染督查表单)。

4. 三管感染防控:每月每管督查 4~8 人次,尽量覆盖所有有三管的科室(按照三管防控核查表单)。

5. 多重耐药菌防控:每病区自查(按照多耐核查表单)。

6. 重点科室:正确及时完成环境卫生学采样送检。

7. 部分护士专员与医院感染科专职人员一起每季度全覆盖督查(按照医院感染督查表单)。

(二) 医院感染兼职医生医院感染管理细则

1. 院内感染病例上报:按照《医院感染诊断标准》在医院感染发生后 72 小时内通过病史系统正确上报。

2. 慢性病上报:当月及时在病史系统内上报。

3. 传染病上报:按照《传染病防治法》每月在 HIS 系统内及时上报。

4. 负责督促科内医师在开具抗菌药物使用前送检标本(送检率>30%)。

5. 每年的 3、6、9、12 月正确按时完成科室高热血培养送检率调查。

6. 负责督促科室医师在每年的 4 月、10 月完成围手术期抗菌药物使用情况调查。

（三）负责督促科室医师完成每年一次的现患率调查。

六、医院感染兼职管理人员考核指标

（一）医院感染兼职医生考核指标见表3-2,表3-3。

表3-2　临床医院感染兼职医师(有病房)考核指标

考核主要内容	项目	年度考核扣分（满分100分）	月度绩效扣除说明（600元/季度,扣完为止）
培训考核（50分）	医院感染培训出勤情况	20	未出勤扣除50元/次
	培训后考试合格情况	20	未考试或考核不及格扣除50元/次
	每季度给科室内成员进行感染控制培训	10	—
工作量（50分）	医院感染管理病例、慢性病、传染病上报	10	有漏报扣50元/例
	抗菌药物使用前标本送检率>30%	10	送检率<30%扣除50元/月
	每季度血培养送检率调查完成情况	10	未完成或血培养送检低于80%,扣除100元/次
	多耐及三管防控措施执行情况	10	防控措施执行不到位即扣除50元/项/月
	每年一次现患率调查完成情况	10	未完成扣除100元/次

备注：未出勤即扣除相应绩效；若有正当理由请假,年度考核时予以相应分值。

表3-3　临床医院感染管理兼职医师(无病房)考核指标

考核主要内容	项目	年度考核扣分（满分100分）	月度绩效扣除说明（600元/季度,扣完为止）
培训考核（100分）	医院感染管理培训出勤情况	40	未出勤扣除100元/次
	培训后考试合格情况	40	未考试或考核不及格扣除100元/次
	每季度给科室内成员进行感染控制培训	20	—

备注：未出勤即扣除相应绩效；若有正当理由请假,年度考核时予以相应分值。

（二）医院感染管理兼职护士考核指标见表3-4~表3-7。

表3-4　重点病房医院感染管理兼职护士考核指标

考核主要内容	项目	年度考核扣分（满分100分）	月度绩效扣除说明(600元/季度,扣完为止)
培训考核（50分）	医院感染管理培训出勤情况	20	未出勤扣除50元/次
	培训后考试合格情况	20	未考试或考核不及格扣除50元/次
	每季度给科室内成员进行感染控制培训	10	—
工作量（50分）	环境卫生学送检完成情况	10	未完成扣除100元/季度
	手卫生依从性监测完成情况	10	未完成或督查不合格扣除50元/月
	病区医疗废弃物处置督查完成情况	10	未完成或督查不合格扣除50元/月
	三管BUNDLE核查表单、多耐核查表单完成情况	10	未完成或督查不合格扣除50元/项/月
	医院感染管理工作记录本完成情况	10	未完成扣除100元/季度

备注：1. 未出勤即扣除相应绩效；若有正当理由请假，年度考核时予以相应分值。

2. 手卫生、三管核查表、多耐核查表均由问卷星上报；其中手卫生不少于50例/月；VAP、CLABSI、CAUTI各5例/月，若实际插管少于5例/月则每例必填，多耐核查表单每例必填。

表 3-5　重点科室（非病房）医院感染管理兼职护士考核指标

考核主要内容	项目	年度考核扣分（满分 100 分）	月度绩效扣除说明（600元/季度,扣完为止）
培训考核（50 分）	医院感染管理培训出勤情况	20	未出勤扣除 50 元/次
培训考核（50 分）	培训后考试合格情况	20	未考试或考核不及格扣除 50 元/次
培训考核（50 分）	每季度给科室内成员进行感染控制培训	10	—
工作量（50 分）	环境卫生学送检完成情况	10	未完成扣除 100 元/季度
工作量（50 分）	手卫生依从性监测完成情况	10	未完成或督查不合格扣除 50 元/月
工作量（50 分）	病区医疗废弃物处置督查完成情况	10	未完成或督查不合格扣除 50 元/月
工作量（50 分）	医院感染管理工作记录本完成情况	20	未完成扣除 200 元/季度

备注：1. 未出勤即扣除相应绩效；若有正当理由请假，年度考核时予以相应分值。
　　　2. 手卫生由问卷星上报，不少于 50 例/月。

表 3-6　普通病房医院感染管理兼职护士考核指标

考核主要内容	项目	年度考核扣分（满分 100 分）	月度绩效扣除说明（600元/季度,扣完为止）
培训考核（50 分）	医院感染管理培训出勤情况	20	未出勤扣除 50 元/次
培训考核（50 分）	培训后考试合格情况	20	未考试或考核不及格扣除 50 元/次
培训考核（50 分）	每季度给科室内成员进行感染控制培训	10	—
工作量（50 分）	手卫生依从性监测完成情况	10	未完成或督查不合格扣除 50 元/月
工作量（50 分）	病区医疗废弃物处置督查完成情况	10	未完成或督查不合格扣除 50 元/月
工作量（50 分）	三管 BUNDLE 核查表单、多耐核查表单完成情况	10	未完成或督查不合格即扣除 50 元/项/月
工作量（50 分）	医院感染管理工作记录本完成情况	20	未完成扣除 200 元/季度

备注：1. 未出勤即扣除相应绩效；若有正当理由请假，年度考核时予以相应分值。
　　　2. 手卫生、三管核查表、多耐核查表均由问卷星上报；其中手卫生不少于 50 例/月；VAP、CLABSI、CAUTI 各 5 例/月，若实际插管少于 5 例/月则每例必填，多耐核查表单每例必填。

表 3-7 门诊医技(非重点科室)医院感染管理兼职护士考核指标

考核主要内容	项目	年度考核扣分（满分100分）	月度绩效扣除说明(600元/季度,扣完为止)
培训考核（50分）	医院感染管理培训出勤情况	20	未出勤扣除50元/次
	培训后考试合格情况	20	未考试或考核不及格扣除50元/次
	每季度给科室内成员进行感染控制培训	10	—
工作量（50分）	手卫生依从性监测完成情况	10	未完成或督查不合格扣除50元/月
	病区医疗废弃物处置督查完成情况	20	未完成或督查不合格扣除100元/月
	医院感染管理工作记录本完成情况	20	未完成扣除200元/季度

备注：1. 未出勤即扣除相应绩效；若有正当理由请假,年度考核时予以相应分值。

2. 手卫生由问卷星上报,不少于50例/月。

七、医院感染管理兼职人员的奖惩

1. 按照上述考核指标所涉及的工作职责完成情况发放相应津贴。

2. 年末评选优秀医院感染管理兼职人员,按照10%比例评选,发放证书及奖状,并适当予以物质奖励。

3. 年度考评或评聘时可考虑按照工作完成优劣,给予适当加分或扣分。

4. 2年内考核不合格者将不得再兼任医院感染管理兼职人员,并与科室年度绩效挂钩。

八、提升医院感染管理兼职人员在医院感染管理工作中的作用

1. 参与全院医院感染管理的培训

兼职人员每月参加培训之后,负责将培训课件带回至科室,进行科室内部人员培训,具体培训方式、内容、人员等均需记录在工作本中,医院感

染管理科每季负责抽查。兼职人员负责在全体人员培训中担任本专业医院感染管理防控知识授课任务,内容涉及相关规范、新技术、新理念、经验教训总结。

2. 及时发现一线存在的风险和隐患

在临床实际工作中,医院感染管理兼职人员作为临床-医院感染管理工作的桥梁,在一线工作中帮助医院感染管理科查找医院感染管理风险或隐患,如医疗废弃物处理中的问题、无菌操作中的防控缺陷、清洁消毒流程不规范等,及时和医院感染管理科联系,联系实际情况,讨论并协商采取系统性解决方法,降低院内感染发生的概率。

3. 参与全院医院感染防控工作的督查

医院感染管理工作应人人参与,兼职人员网络是防控工作最有效的布控模式。将手卫生督查、无菌操作规范性督查、环境清洁消毒督查、医废处理督查等基础、覆盖面广的工作下放至科室,工作内容以表格形式呈现在医院感染管理工作本上,每月填写,每季由医院感染管理科抽查,体现了院科两级的管理模式,也有利于医院感染管理工作落地,达到持续改进的目的。

4. 参与医院感染管理相关调研及科研工作

医院感染管理监测的大量数据可与临床各个科室分享,根据专科特点,各个科室的兼职人员可以提出问题及需求,对临床出现的各种医院感染管理相关问题,例如耐药菌的主动监测、呼吸机相关肺炎的有效防控、导尿管相关感染的防控、医院感染管理工作中的成本效益研究等,与临床科室共同设计课题,从深度和广度上来提高医院感染管理科的科研学术水平。

第三节 血源性传染病防控

医院工作者在从事职业活动中,含血源性病原体的血液或其他潜在传染性物质有可能通过眼、口、鼻及其他黏膜、破损皮肤或胃肠道接触到医务人员,因此必须加强对血源性传染病的职业防护管理。管控方法包括加大对血源性传染病患者的识别;提高医务人员对血源性传染病的防控意识;提供必要及充足的防控产品以及手段;增强个人防护以及安全注射的执行力度,切实有效防止血源性传染病的扩散以及医患交叉感染。

一、血源性传染病的定义

通过输血、注射、血液制品、手术等途径进行传播的传染病,病原体存在于体液、血液和分泌物中。

二、血源性病原体的种类

主要包括含乙型肝炎病毒(HBV)、丙型肝炎病毒(HCV)、艾滋病病毒(HIV)、梅毒螺旋体等病原微生物。

三、血源性传染病预防措施

(一) 加强对高风险手术及有创操作的传染病筛查

1. 凡是择期进行手术、内镜检查、介入治疗、B 超或 CT 引导下的穿刺、口腔科拔牙、妇科门诊人流手术、血液透析、腹膜透析的患者,手术前必须进行传染病 4 项筛查(人免疫缺陷病毒抗体、乙肝定量、丙肝抗体、梅毒螺旋体特异性抗体及 TURST 滴度)检测。

2. 麻醉科医师在进行术前访视时,要了解患者 4 项血源性传染病筛查结果,如患者筛查结果为 HBV、HIV、HCV 或梅毒阳性,必须及时将结果反馈给参与手术的医护人员和手术室。

3. 手术医生在术前必须核对 4 项血源性传染病检测结果,在手术通知单传染病选项上勾选相应血源性传染病,并做好术中的隔离技术及防护措施。

4. 检验科对于急诊手术应在 2h 内完成上述检测并出具报告,择期手术应在 2 天内主动向临床报告检验结果。

(二) 患者的管理

1. 手术患者:阳性患者应安排在隔离手术室或清洁手术后进行手术。

2. 产妇:阳性产妇应安排在隔离待产室和隔离产房待产、分娩,按隔离技术规程进行护理和助产。

3. 内镜检查患者:安排在每天检查的最后。

4. 血液透析患者:阳性患者应安排在隔离透析治疗间或者隔离透析治疗区进行专机血液透析,治疗间、治疗区、血液透析机相互之间不能混用。该类患者每半年复查一次,对怀疑血源性病原体感染而感染标志物监测阴性者,应1~3个月后重复检测。

5. 介入或其他有创操作的患者:尽量安排在普通患者之后进行操作。

(三) 医务人员预防血源性传染病的防控措施

1. 医务人员预防血源性病原体传染病所采取的防护措施应以标准预防为基础,原则上所有患者的体液、血液及被体液、血体液污染的物品均应视为具有传染性,医务人员在接触这些物质时,应采取标准防护措施。

2. 医务人员接触病源物质(如体液、血液、分泌物等)时,应采取以下防护措施:

(1) 医务人员在进行可能接触患者体液、血液、分泌物的诊疗和护理操作时,必须佩戴手套,操作完毕后脱去手套,并应立即洗手,必要时进行手消毒。

(2) 在护理、诊疗操作过程中,有可能发生体液、血液飞溅时,医务人员应当佩戴手套、具有防渗透性能的口罩及防护眼镜或面屏;有可能发生体液、血液大面积飞溅或者可能污染医务人员的身体时,还应当穿戴具有防渗透性能的隔离衣或隔离围裙。

(3) 如果医务人员手部皮肤发生破损,在进行可能接触患者血液、体液的诊疗的护理操作时,应佩戴双层手套。

(4) 医务人员在进行侵袭性护理、诊疗操作过程中,应保证充足的光线,特别注意防止被缝合针、针头、刀片等锐器刺伤或者划伤。

（5）使用后的锐器应直接放入专用利器盒中，尽量使用具有安全性能的注射器、输液器以防刺伤。禁止将使用后的一次性针头徒手重新套上针头套。禁止用手直接接触使用后的刀片、针头等锐器。

（四）器械及物品的清洁消毒

1. 被血源性传染病患者血液、体液、分泌物污染的物品、医疗用品和仪器设备应严格按照消毒灭菌要求单独处理。

2. 使用后的手术器械或物品单独包装、收集、注明感染类型，统一送消毒供应中心回收处置。

3. 用后的一次性用品放入双层黄色医疗废弃物袋内，并加特殊感染标签转运。重复使用的医疗仪器设备用于下一位患者使用前应单独进行清洁和消毒。

4. 对血源性传染病患者使用过的内镜及复用附件放于专用清洗槽内清洗。

5. 胎盘放入双层黄色医疗废弃物袋内按病理性医疗废弃物密闭运送，作无害化处理。

（五）环境的清洁消毒

1. 诊疗区域严格进行终末消毒处理。工作结束后，应使用适当的消毒剂消毒被污染的工作台面。当工作台面被血液、体液或其他潜在传染物明显污染后，或在上次清洁后工作台面又被污染，应立即消毒。

2. 当工作台面的保护性覆盖物（如塑料盖布、铝箔、防渗透的吸水纸等）被明显污染时，应及时更换。

3. 定期检查、清洁消毒箱、桶、罐或类似的重复使用容器；若容器被污染，应及时清洁、消毒。

4. 禁止用手直接拿取被污染的破损玻璃物品，应使用刷子、垃圾铲和夹子等器械处理。

5. 禁止劳动者直接把手伸入容器中存放和处理被污染的重复性使用的锐器。

(六) 织物的清洗

1. 在处理被血源性病原体污染的衣物时应尽量少抖动。

2. 在规定的区域将被污染的衣物装入规定的袋内或容器中,不应在工作区域对其进行分类或浸泡。

3. 装有被血源性病原体污染衣物的袋子或容器应有明显颜色区分(橘黄色),防渗漏,按规定进行生物警示标识后才能移交到洗衣房。

4. 直接接触被血源性病原体污染衣物的清洗者应佩戴防护手套或其他适宜的个人防护用品。

(七) 安全注射

安全注射要求注射不伤及被注射者,并且实施注射者不受任何可以避免的风险的伤害,注射所产生的医疗废弃物不应对社会造成危害。要严格遵守安全操作规程进行安全注射。

(八) 医疗废弃物管理

1. 锐器的废弃与存放

(1) 被污染的锐器应尽快废弃至密闭、防刺破和防泄漏的容器中。

(2) 存放污染锐器的容器应尽可能放在靠近工作场所的醒目位置上,以方便安全使用;使用时应竖放,定期更换,不容许存放过满。

(3) 存放污染锐器的容器移出使用区或更换时,应先盖好容器,防止在处理、储存和运输过程中发生内容物的溢出和外露。

(4) 不能徒手打开、清空或清洗重复性使用的容器,避免操作时引起劳动者皮肤损伤。

2. 其他医疗废弃物的管理。医疗废弃物应放在密闭的容器中,容器应能分类容纳各类医疗废弃物,且在处理、储存和运输过程中能防止液体泄漏。容器移出使用区时,应先盖好容器,防止在处理、储存和运输过程中发生内容物的溢出和外露;若容器外发生污染,应将其放入第二层容器中,第二层容器的要求同第一层。

3. 医疗废弃物的处理应按国家有关标准或规定执行。

第四节　涉及医院感染风险医疗器械及设备的保养与维护

一、目的和意义

由于医疗设备及器械使用或维护不当会造成医院感染的风险和隐患，如手术器械的消毒灭菌、医疗用水、空气净化、各类操作使用的器械消毒等环节的监管不力，均有可能造成大规模医院感染暴发的可能。而各家医院对于医疗器械及设备的维护与保养通常由负责后勤的部门完成，易导致使用部门与后勤负责部门管理的脱节，故通过医院感染管理科牵头，对涉及医院感染管理风险的医疗器械及设备进行保养及维护的监管，将大大减少此类设备及器械使用过程中的医院感染管理安全隐患。

二、建立《涉及医院感染管理风险的医疗器械设备的监管制度》

明确涉及医院感染管理风险的医疗器械及设备的范围、监管内容及持续改进的措施。

（一）定义

涉及医院感染管理风险的医疗器械及设备是指由于器械设备故障或使用维护不当可能导致医院感染或医院感染暴发风险的医疗器械或设备。包括消毒供应中心的清洗、消毒、灭菌设备；内镜清洗消毒设备；洁净空气净化系统；手术室体外循环系统；水处理系统；酸水制备机；呼吸机及其配件；雾化发生器；牙科诊疗椅；生物安全柜等。

（三）监管内容

1. 对上述器械设备的日常清洗、消毒和灭菌工作和质量监测进行定期检查和评价。此项内容可由医院感染管理科联合后勤保障部门、护理部共同进行抽查。

2. 对上述器械设备的年度维护及保养的内容及档案进行每年 1~2

次抽检,由后勤保障部门提供整理档案并与医院感染管理科共同参与进行督查。

3. 一旦发生上述器械和设备故障或由于故障导致可能产生医源性感染时(如采样发现细菌或内毒素超标),必须由临床科室及时上报医院感染管理科,由医院感染管理科联合后勤保障部门以及护理部共同参与进行相关调查分析,并制定改进措施、时间节点及改进效果评价。

(三) 持续改进

1. 对日常督查中发现的问题及时反馈临床科室及相关职能部门,并发放督办单至临床科室要求整改,并在限定时间内进行重新审核复查,如两次未改进者与科室或病区主要负责人绩效挂钩,促进科室或病区对上述器械使用监管的持续改进。

2. 对年度维修或保养督查中发现的问题应及时反馈后勤保障部门,并发放督办单至后勤保障部门要求整改,并在限定时间内进行重新审核复查,如两次未改进者则在月度质量讲评中进行公示,促进行政职能部门对上述器械或设备的年度维保监管的持续改进。

3. 对上述医疗器械或设备故障或其他可能造成感染风险的应急情况,医院感染管理科需与护理部、后勤保障处等相关职能部门联合参与,共同完成制订合理合规的改进措施,并总结管理中存在的问题及以后改进的方向,减少类似事件的发生,同时有相应记录留存。

三、制度的推进步骤

(一) 建立全院涉及医院感染管理风险的通用设备或医疗器械和设备的清单。可按普通科室、重点科室为单位,由各科医院感染管理兼职护士根据《涉及医院感染风险的医疗器械设备的监管制度》中提及的涉及医院感染管理风险的医疗器械设备的定义,建立各科的设备或器械的清单,包括设备的名称、数量、厂家名称、型号、更换的配件名称、更换的频次等。其中,设备的名称和数量由所在科室的医院感染管理兼职护士填写,由医院感染管理科根据使用功能及有无医院感染管理风险至实地进行核实并确定。

（二）对照确立的设备清单,由后勤保障部门逐个按照产品说明书要求,确定器械或设备的厂家名称、型号,更新或维护配件的内容、更新或维护频次等信息,并完善此清单相关内容。

（三）此清单一式两份,一份留临床科室,一份留后勤保障部门。后勤保障部门或厂家进行维护保养更新时,需在临床科室清单中记录更新或维护时间,并根据更新或维护频次,设定下一次更新或维护时间,并进行双签名和日期记录。见表3-8。

（四）临床科室护士长负责通知或提醒后勤保障部门及时进行该设备的维护及保养,行使监管的职责,后勤保障部门负责通知厂家或自行进行维护及保养,更新配件等工作。设计建立全院医疗器械及设备的保养及维护信息化建设将是大势所趋,便于实时提醒,有效监管,保障安全使用。

四、实践举例

（一）压力蒸汽灭菌器

1. 监管

灭菌器属于一类消毒产品,应根据《医院消毒产品采购管理制度》规定,规范采购管理,保障使用的有效性和安全性。医院感染管理科制定并监督《医院消毒产品采购管理制度》的执行,联合多部门完成产品需求论证、申购种类评审、产品招投标、卫生安全评价报告审核、产品操作使用培训。使用部门按照《WS 310.3-2016 医院消毒供应中心第三部分:清洗消毒及灭菌效果监测标准》对压力蒸汽灭菌器进行日常监测,包括物理监测、化学监测、生物监测及B-D测试。后勤保障部门负责每年对压力蒸汽灭菌器的温度、压力、时间等参数进行监测。医院感染管理科每季度对灭菌过程及灭菌效果监测结果进行督查。

压力蒸汽灭菌器新安装、移位和大修(如更换真空泵、与腔体相连的阀门、大型供气管道、控制系统等)后应连续监测3次合格后方可使用。

使用部门在压力蒸汽灭菌器使用过程中,如出现湿包、各类监测不合格等情况,应分析原因,记录并处理。生物监测不合格时,应检查灭菌过

表3-8 新生儿病房仪器维护保养记录单

4B新生儿病房仪器维护保养记录单

设备名称	数量	编号	品牌	型号	更新配件内容	更换频率	更换时间	下次更换时间	签名	更换时间	下次更换时间	签名	备注
暖箱	9	1	戴维	YP-920	过滤网	1次/2个月	12.18	18.2.18	王文怡				
					蓝光LED	每5000小时							
					蓝光灯管	每2000小时							
					肤温探头	1次/2年							
		2	戴维	YP-920	过滤网	1次/2个月	12.18	18.2.18	王文怡				
					蓝光LED	每5000小时							
					蓝光灯管	每2000小时							
					肤温探头	1次/2年							
新生儿黄疸治疗仪	3	12	戴维	戴维XHZ	过滤网	1次/2个月	12.18	18.2.18	王文怡				
					蓝光灯管	每2000小时							
					肤温探头	1次/2年							
					电池	1次/3年							
		13	戴维	戴维XHZ	过滤网	1次/2个月	12.18	18.2.18	王文怡				
					蓝光灯管	每2000小时							
					肤温探头	1次/2年							
					电池	1次/3年							
		14	戴维	戴维XHZ	过滤网	1次/2个月	12.18	18.2.18	王文怡				
					蓝光灯管	每2000小时							
					肤温探头	1次/2年							
					电池	1次/3年							
有创呼吸机	1	1	Drager	8000Plus	氧传感器	1次/年							
					散热过滤器	每4周清洁或更换;每半年更换一次	使用后	使用后	王文怡				
					环境空气过滤器	每4周清洁或更换;每半年更换一次	使用后	使用后	王文怡				
	1	3	Drager	Evita V3000	呼气阀滤膜片								
					空气入口的空气滤网	1次/2年							
					氧气入口的空气滤网	1次/6年							

程的各影响因素,查找灭菌失败的可能原因。在采取相应的改进措施后,重新进行生物监测3次,合格后该灭菌器方可投入使用。使用部门对故障导致可能发生医源性感染的情况,应及时上报医院感染管理科,由医院感染管理科联合后勤保障部门及护理部共同参与进行相关调查分析,并制定改进措施、时间节点及改进效果评价。

2. 保养、维护难点与解决方案

高压蒸汽灭菌器是消毒供应中心的核心设备,是检验科保障生物安全的基本设备,其安全运行受很多因素的影响,如水压、电压、蒸汽、压缩空气、日常规范化使用情况等。因高压灭菌器种类较多,如何确保合理正确使用、维护及校验是管理难点。

使用部门负责加强高压蒸汽灭菌器的使用培训,要求操作人员取得《中华人民共和国特种设备作业人员证》和上海市预防医学会《卫生培训合格证书》。使用者根据压力蒸汽灭菌器日常维护记录表(表3-9)进行日常使用维护,并按照要求做好灭菌效果监测。灭菌设备中的温度、压力表和减压阀等影响灭菌效果和安全性的部件建立年检制度,压力蒸汽灭菌器由后勤保障处安排有资质的单位定期依据国家质量技术监督局《压力容器安全技术监察规程》进行检测评价、校验。每个月检查密封圈、密封条。每季度检查过滤器、单向阀、限流阀、蒸汽阀。

表3-9 压力蒸汽灭菌器日常维护记录

压力表处于"0"位	□是 □否
打印机备用状态	□是 □否
密封门胶条平整无损坏	□是 □否
安全阀性能灵活	□是 □否
冷凝水排水口通畅	□是 □否
排气口过滤网清洁无尘	□是 □否
灭菌柜内外及装载车擦拭清洁无尘	□是 □否
蒸汽:3~6kg/cm^2	□是 □否
压缩空气:4~8 kg/cm^2	□是 □否
水源≥3kg/cm^2	□是 □否

(二) 环氧乙烷灭菌器

1. 监管

由于环氧乙烷具有低温灭菌、灭菌范围广、穿透性强等优势,在医疗器械灭菌领域发展迅速。环氧乙烷灭菌器同样属于一类消毒产品,应在医院感染管理科监督下按照《医院消毒产品采购管理制度》规范采购。

消毒供应中心按照《WS 310.3-2016 医院消毒供应中心第三部分:清洗消毒及灭菌效果监测标准》对环氧乙烷灭菌器进行日常清洁维护与监测,包括物理监测、化学监测和生物监测。后勤保障处负责安排每年按照生产厂家的使用说明或指导手册对灭菌器进行年检。医院感染管理科每季度对灭菌过程及灭菌效果监测结果进行督查。

环氧乙烷灭菌器新装、移位、大修、灭菌失败、包装材料或被灭菌物品改变,应对灭菌效果进行重新评价,包括重复进行 3 次物理、化学和生物监测合格后,灭菌器方可正常使用。

2. 保养、维护难点与解决方案

环氧乙烷灭菌效果受温度、浓度、湿度、灭菌时间等诸多因素影响。环氧乙烷灭菌循环耗时较长,且常因各种原因引起灭菌循环中断。灭菌的物品为需低温灭菌的手术器械,且较为贵重,手术室备存数量少,灭菌循环中断影响手术正常进行。另外,环氧乙烷气体为有毒气体,能与空气形成爆炸性的混合物,引起容器破裂或爆炸事故。大量吸入和接触后损害呼吸系统和中枢神经系统,低浓度时对眼、呼吸道和肺有强烈刺激作用。因此,如何做好环氧乙烷灭菌的安装维护与安全性检测以减少灭菌循环中断的发生及环氧乙烷残留是管理难点。

环氧乙烷灭菌器的保养维护必须由多部门联合协作完成。后勤保障处确保环氧乙烷灭菌器安装的通风、空间要求并设立专门的排气管道。每半年对通风过滤网检查清洁,半年对排气管路、气泵进行检查。对灭菌环境空气中的环氧乙烷浓度进行监测,确保环氧乙烷残留浓度 $<2mg/m^3$。消毒供应中心制定标准操作流程,对操作人员进行同质化的操作培训及紧急事故处理培训。同时,制定灭菌循环中断应急预案,写明常见故障的

排除方法及维修人员联系方式,灭菌循环中断时操作者能根据不同原因及时处理,将不良影响降至最低。

(三) 过氧化氢等离子低温灭菌器

1. 监管

过氧化氢等离子低温灭菌器因其具有高效、低温、快速、无毒的优点,而被临床用于一些不耐热、不耐湿的精密手术器械的灭菌。它属于一类消毒产品,应在医院感染管理科监督下按照《医院消毒产品采购管理制度》规范采购。消毒供应中心按照《WS 310.3-2016 医院消毒供应中心 第三部分:清洗消毒及灭菌效果监测标准》对过氧化氢低温等离子灭菌器进行日常清洁维护与监测,包括物理监测、化学监测和生物监测。后勤保障处负责安排每年按照生产厂家的使用说明或指导手册对灭菌器进行年检或半年检,每半年更换一次真空泵油,清洁一次空气过滤网,更换一次真空泵油过滤器和排气过滤器,一年更换一次接触过滤器,空气高效过滤器,上搁架止动器。医院感染管理科每季度对灭菌过程及灭菌效果监测结果进行督查。

过氧化氢低温等离子灭菌器新装、移位、大修、灭菌失败、包装材料或被灭菌物品改变,应对灭菌效果进行重新评价,包括采用物理监测法、化学监测法和生物监测法进行监测(重复3次),监测合格后,灭菌器方可使用。

2. 保养、维护难点与解决方案

过氧化氢低温等离子灭菌效果受器械的清洗质量、干燥程度、管腔的长短粗细及结构的复杂程度、过氧化氢的浓度、灭菌周期、穿透性等诸多因素影响。穿透性弱是过氧化氢等离子体灭菌最大的缺点,导致其禁忌灭菌的物品很多,并且对复杂物品及细长管腔器械物品的灭菌效果尚不能确定,管径越细杀灭难度越大。另外,过氧化氢低温等离子灭菌设备具有灵敏的自动识别系统,常由于人为操作或其他因素改变了灭菌条件造成灭菌循环取消。因此,如何规范操作保证灭菌效果是值得关注的问题。

使用部门应严格遵守各灭菌器的操作常规和使用指南,加强人员培训,严格掌握适应证,排除禁忌证,减少影响因素确保灭菌效果和灭菌循环的一次性通过。机洗器械选择合适的干燥时间和干燥温度,手洗器械选用压力气枪干燥,管腔类器械原则上选用压力气枪干燥,以确保物品彻底干燥。设专人灭菌、保证合理装载并做好监测、登记,使清洗灭菌程序化、制度化、专人化。灭菌管腔器械时,可使用管腔生物 PCD 进行监测,以确保管腔器械灭菌的有效性。

（四）清洗消毒机

1. 监管

清洗消毒机是通过对污染器械清洗后进行热力或化学消毒,因其具有节能、安全、高效、保护工作人员及环境等优势,逐渐在消毒供应中心及内镜室配置安装,用于手术器械、各类内镜(胃镜、肠镜、支气管镜、鼻咽镜等)及其他器具、物品的清洗消毒。清洗消毒机属于一类消毒产品,应在医院感染管理科监督下按照《医院消毒产品采购管理制度》规范采购。消毒供应中心按照《WS 310.3－2016 医院消毒供应中心第三部分：清洗消毒及灭菌效果监测标准》,每天使用负荷测试卡对所有清洗消毒机清洗质量进行监测,对消毒后直接使用物品进行生物学监测。各类内镜使用部门按照《WS 507－2016 软式内镜清洗消毒技术规范》,每季度对清洗消毒后内镜进行染菌量监测。后勤保障处负责安排每年按照生产厂家的使用说明或指导手册对清洗消毒机进行年检,每年检查盖垫片、配药泵和清洗剂瓶软管,输入介质中的过滤器、无菌过滤器、恒温器；主过滤器 500h 更换,前置过滤器 300h 更换,使用一个周期更换系统软管。医院感染管理科每季度对清洗后物品进行 ATP 检测以督查清洗效果,发现问题,及时反馈,督促改进。

清洗消毒机新装或维修后,应对清洗消毒后器械、器具、物品进行生物学监测,监测合格后方可使用。

2. 保养、维护难点与解决方案

清洗消毒机的清洗质量稳定,主要受影响因素为清洗水温、清洗时间、消毒温度或消毒剂浓度、消毒时间、清洗剂和机械力。要保证良好清洗效果,须加强操作人员培训,正确装载、设定正确程序、正确操作,并通过分类评估选择与手工清洗、超声清洗联用。定期使用自身消毒程序对机器内部进行清洗消毒。因清洗消毒机种类、型号繁多,使用科室应保留清洗消毒机的产品使用说明书,如遇机器报警,按照说明书提示报警原因进行处理,仍无法解决应立即联系后勤保障处,安排厂家维修。

(五) 空气净化设备

1. 监管

目前临床上比较常用的空气净化设备包括空气洁净设备、紫外线灯、空气消毒器等。后勤保障处根据临床科室感染风险评估为其配置安装适宜的空气净化设备。空气净化设备属于二类消毒产品,应在医院感染管理科监督下按照《医院消毒产品采购管理制度》规范采购。感染高风险部门每季度监测空气质量,使其符合《GB15982-2012 医院消毒卫生标准》。医院感染管理科每半年对使用中紫外线灯进行强度监测,保证其 > $70\mu W/cm^2$。加强对洁净手术部(室)和其他洁净场所的督查,要求建立《空气洁净设备维护记录本》,保证过滤网的清洁及各类过滤器定期更换。

2. 保养、维护难点与解决方案

后勤保障处按照《WS_T 368-2012 医院空气净化管理规范》对各种空气净化设备进行维护保养。空气洁净技术使用设备维护要求高,且费用昂贵。过滤网清洁要求高,需要耗费大量的人力。设备维护多在户外或设备层,使用部门对设备维护情况不了解。因此,要求在使用部门建立《空气洁净设备维护记录本》(见表3-10),记录过滤网清洁及过滤器更换情况。空气处理机组、新风机组应定期检查,保持清洁。新风机组粗效滤网宜每2d清洁一次;粗效过滤器宜1~2个月更换一次;中效过滤器宜每周检查,3个月更换一次;亚高效过滤器宜每年更换。发现污染和堵塞及时更换。末端高效过滤器宜每年检查一次,当阻力超过设计初阻力160Pa或已经使用3年以上时宜更换。排风机组中的中效过滤器宜每年更换,发现污染和堵塞及时更换。定期检查回风口过滤网,宜每周清洁一次,每年更换一次。如遇特殊污染,及时更换,并用消毒剂擦拭回风口内表面。使用科室空气消毒器种类、型号繁多,要求使用科室保留产品使用说明书,在紫外线杀菌灯使用寿命临近时及时更换。如空气培养结果超标,积极分析原因,联系后勤保障处加强出风口、回风口清洁,更换过滤器。

表 3-10 空气洁净设备维护月报表

上海市第一人民医院　　　　　　　　　　　　　　　　　　　　年　　月

机器型号									维护要求:新风机组粗效滤网宜每两天清洁;回风口过滤网每周清洁;粗效过滤器宜1~2个月更换一次;中效过滤器宜每周检查,3个月更换一次;亚高效过滤器每年更换;末端高效过滤器每年检查,3年更换一次	
出厂编号										
净化级别										
使用编号及地点										
维护日期	新风滤网(清洗)	中效过滤器(检查)	回风滤网(清洗)	新风滤网(清洗)	中效过滤器(检查)	回风滤网(清洗)	新风滤网(清洗)	中效过滤器(检查)	回风滤网(清洗)	维护人签名	查验人签名
备注	过滤器更换:□粗效过滤器　□中效过滤器　□亚高效过滤器　□高效过滤器　　　　　　　　　　　　　　　　　　　　　　　　　　日期:									

(六) 水处理设备

1. 监管

医疗用水被广泛应用于临床诊疗、检验、配药配液,以及医疗器械、器具和物品的清洗、消毒灭菌等方面。医疗用水种类多并有相应的标准要求,其卫生质量与患者、医护人员的健康密切相关,是引起医疗机构水源性感染、传染病传播和职业危害等事件的重要危险因素之一。近年来,医疗用水水处理系统在医疗机构的应用日趋广泛,在保障医疗安全的同时也带来新的管理风险,包括水处理设备的日常使用、维护、检修及监管。通常后勤保障处根据各科室和部门工作性质及对水量和水质的要求配置安装水处理设备。血液透析中心参照原卫生部印发的《血液净化标准操作规程(2010)版》以及《YY 0572 - 2015 血液透析和相关治疗用水》要求每月对血液透析治疗用水进行微生物、内毒素监测。口腔科参照《GB 5749 - 2006 生活饮用水卫生标准》每季度对口腔科治疗用水进行微生物监测。消化内镜中心按照《WS 507 - 2016 软式内镜清洗消毒技术规范》中纯化水的要求每季度对终末漂洗用水进行微生物监测。后勤保障处负责安排每年按照生产厂家的使用说明或指导手册对水处理设备进行年检,包括水路、管路、水泵、水箱,每天检查罐式或滤芯式过滤器入口及出口的压降,每3个月更换滤芯式过滤器的滤芯,保证水质符合国家相关规范要求。医院感染管理科每季度对各科室监测结果进行督查。

2. 保养、维护难点与解决方案

医疗用水因类型及使用目的不同,使用风险高低也不同,在监管力度上应分级管理。但是,关键的管理环节上存在共性,其水质不仅依赖于水处理工艺,更重要的是对供水体系的整体管理,包括对原水水质的管理,对供水系统的运行维护及定时检修,对工技人员的配置、培训管理以及对出水水质卫生要求的建立和质量控制措施的完善等。优化医疗用水供水管理链条,从源头到终端链条上每一个环节都不容忽视;完善人员配置和培训,把感染控制责任落实到具体岗位;加强与后勤保障部门的沟通,将采样结果及时反馈;建立和完善水质应急管理方案,在发生紧急事故时能及时响应,将损失降到最低;通过梳理不同医疗用水的特点,创建医疗用水的分级分类综合管理规范,通过系列措施确保医疗用水安全。

第五节 医院感染控制文化建设

一、医院感染控制文化的定义和内容

医院感染控制文化是指在医院感染控制管理活动过程中所形成的有形及无形的产品,包括思维、思想及信息。和其他文化一样主要由物质文化、精神文化、制度文化三部分构成,现有的医院感染控制规范、部门规章制度、操作标准、法律法规已达160余部,制度文化建设已基本覆盖全院,物质文化在大型医院内也相对容易构建,而精神文化具有核心作用及标志性特点,要在全院所有职工建立核心感染控制文化,存在一定难度。

二、医院感染控制文化的表现形式

医院感染控制文化要在全院职工行为过程中得到体现,需要采取多种方式和途径,进行大量的感染控制知识的宣传和教育,感染控制价值观的引领以及不断刺激和强化的感染控制理念的传播。

根据全国各地医院感染控制文化实践的经验,需要结合自身医院特点采取丰富的感染控制文化表现形式。感染控制周活动通常是较普遍的感染控制文化表现形式,通过主题突出、时间集中地针对性开展系列活动及培训,可调动医务人员的积极性,强化医务人员的感染控制意识。感染控制周中可通过知识竞赛、宣传品制作、感染控制产品的试用、各级各类人员的培训等活动来提升医院感染控制文化的传播力。如2007年北大医院的李六亿教授率先在北京大学第一医院开展了感染控制宣传周活动,引入了美国感染控制宣传周的宣传形式,主题为"医院感染控制,你我同参与"。之后天坛医院感染控制管理处张越巍主任举办了主题为"全院协作,共控医院感染"的感染控制宣传周,之后发表了《医院感染控制管理的品牌与文化建设》《感染控制宣传周在医院感染管理中的评价》的文章,采用量化指标评价了感染控制宣传的效果及作用;华西医院徐世兰在宣传周举办后发表了《一个医院感染控制宣传周基线调查的启示》文章,证明了医院定期举办感染控制宣传周所具有的积极效果;2010年山东省举办了全省医院感染控制管理知识技能大赛,在全省范围内掀起了开展医院感染控制管理知识技能选拔赛的热潮,极大调动了临床医疗、护理人员参与的热情,这些活动均是医院感染控制文化的具体表现形式与载体。

歌舞、小品因其鲜明的视觉、听觉效果也是喜闻乐见的感染控制文化最常使用的表现形式。已有多家医院编排了各种版本的洗手舞,例如华西医院的小苹果洗手舞、岳阳医院的九九歌诀、江苏省人民医院的职业防护小品等。另外,制作感染控制动漫作品、微信推文、知识竞赛、进学校及托幼机构进行感染控制宣传等,都是宣传医院感染控制文化的各类载体形式,也丰富了医院感染文化的传播方式,有利于医院感染文化深植于医疗机构医务人员的心中。湖南湘雅医院的吴安华教授等人对医院感染控制进行了卫生经济学研究,湘雅医院的任南教授撰写的《医院感染控制管理发展的伦理学动力》《艾滋病医院内传播的预防进展及伦理问题》,这些论著都是医院感染控制文化的典型作品,这也是隶属医院感染控制文化的范畴;王炳花主任撰写的文章《医院感染控制恶性事件暴露出医院伦理经营失范》则是从哲学思考的角度揭示了医院感染控制暴发事件的本质,《手卫生医学伦理学教育干预研究》从伦理学教育方面对具体感染控制工作进行积极的干预影响。

三、医院感染控制文化的特点

医院感染控制文化的特点提炼总结为4个特点:公益性、医学伦理学、政治性、平台及利他性。

(一) 公益性

为满足医院感染控制管理要求,CSSD、手术室等建筑布局需要按照国家标准进行新建及改造,需要消毒灭菌等大型设备以及人力的投入以保障医疗质量安全,这些投入均不产生经济收益及回报,回报的仅仅只有社会收益及对医疗安全的保驾护航价值。因此,医院感染控制工作比其他学科及部门更加体现医院公益性。为了保障医院职业安全及社会环境,每年投入不菲的污水处理和医疗废弃物处置的费用等,均是社会公益性的体现。承认及接纳感染控制公益性的自然属性,倡导及履行医院的公益性,是医院领导的基本职责,也是医院领导的政绩体现。

(二) 医学伦理性

无菌操作是在无人监督下进行的,因此接触患者前洗手与否、操作中有无按无菌规则进行、操作后是否洗手、医疗废弃物处置是否恰当等操作均是医务人员医德素质及慎独修养的具体体现。明知不洗手不规范操作可能会对给患者带来不利影响甚至是潜在伤害的情况,但因为自己方便而"偷工减料",这种行为显然违反了医学伦理学"有利、不伤害、尊重"的基本原则。一些医务人员明知一次性医疗用品不可复用,因为如果复用可能会给患者带来难以预测的不良后果。但是他们罔顾规则依然复用,这种行为就是对伦理道德的严重忽视,是逐利使然。类似事件屡禁不止,例如,某些医疗机构因一次性透析器的复用导致的多起血液透析丙肝暴发事件。所以医院感染控制的医学伦理学特点是感染控制的核心文化及特点。在医院感染控制管理工作中应比其他工作更重视伦理的宣教,必须始终贯彻履行伦理学的"有利,不伤害"原则。

(三) 政治性

首先医院感染控制管理工作中较大的一部分与传染病管理密切相关,传染病的管理具有较强的政策性,反映一定的政治意志。其次众所周知医院感染控制无小事,在目前较多医疗机构床位使用率过百、医疗资源相对不足、医院感染控制投入有限的情况下,医院感染防控的压力普遍较大。虽然实际情况下医院感染控制以散发的形式多见,但是稍有疏忽散发事件即有可能发展为聚集性医院感染事件,也就是所谓的医院感染暴发,属于"恶性事件"。"恶性事件"不仅会对患者及医院均造成恶劣影响,甚至某些医疗机构会因此而倒闭,比如深圳妇儿医院因剖宫产手术感染事件而倒闭,甚至会产生政治性事件。近年来省级以上卫生行政部门通报并处理的医院感染暴发事件,除医院领导会受到相应的行政等处罚,卫生行政部门及以上领导也可能会受到影响,所有人的政治前途及命运与之息息相关。例如,陕西商洛镇安县医院血液透析感染事件就是此类恶性事件典型。

(四) 平台及利他性

国家卫计委在《麻醉等6个专业质控指标(2015年版)的通知》中指出医院感染管理是给其他学科搭建平台与支撑基础的平台学科。随着医学的发展,学科发展呈现出"内科诊疗外科化,外科诊疗微创化"的发展趋势,有创操作及精细手术的增加,需要加强器械的消毒及流程的规范,这些都对医院感染管理工作提出了更高的要求。医院感染管理工作越到位,对各科发展及医疗安全的保障支持程度则越高,因此医院感染管理实际上具有明显的平台特点及利他性特点。

四、感染控制文化的作用

(一) 感染控制文化在医院感染管理中的作用

感染控制专职人员通过感染控制文化这一工作发展的助推器来宣传感染控制知识、唤醒发扬感染控制意识,不断在医疗实践中丰富、倡导及提炼感染控制文化。

医院是知识密集单位,是文化、观点及理念重叠及充斥的场所,医院感染管理只有形成独特的感染控制文化,才能师出有名,才能以理服人,才能以哲学、哲理启迪人教化人。文化的作用是潜移默化及渗透,看不见摸不到却潜力巨大。对感染学科建设及感染控制人员成长具有较大的影响力,是感染控制真正成为学科的厚实的基础。

在文化的建设及宣传上首先应从院级层面开始了解、熟悉医院感染控制文化,之后推至科级层面再至个人,只有全院医务人员全员知晓,全院一盘棋才能发挥医院感染控制文化的积极作用。尤其是要让医务人员了解感染控制的平台及利他性特点,明白支持感染控制工作即是支持自己的医疗工作,与人方便自己方便,医院领导认可感染文化并知悉对其政治前途的影响,则必然会自发关心支持感染控制工作,了解其公益性特点就不会因为显性投入隐性产出而对感染管理工作另眼相待了。

(二) 感染控制文化对医院文化的作用

不同的医院因其历史不同而具有各自的医院文化,医院文化的差异性实际是不同医疗机构的差异。感染控制文化实际具有规范化、政策化的正面效应,因此对医院文化具有鞭策作用,是医院文化的一部分。医院感染文化因其自身特点可以丰富、发扬、延伸及提升医院文化。

五、医院感染控制文化实践

(一) 自身修炼

感染控制文化中对感染控制人员的首要要求就是要加强感染控制文化修炼,将医院感染控制文化融入医院感染的培训、活动中。例如"洗手",这是对医务人员的基本要求,医务人员应当自觉、自律地执行手卫生,做到慎独。开展医院感染控制中的医学伦理学培训;提高医院感染控制基本制度的执行度;将抗生素不合理使用上升到医学伦理层面进行剖析、点评;开展医院感染控制管理的相关研究并发表论文进行论证。感染控制工作的伦理学培训是修炼工作的重点,对于具有"洁身自爱"典型知识分子特征的医务人员会具有较好的感化效果。

(二) 推行大感染控制概念

"大感染控制"概念指全员、全部门、全过程的感染控制概念,是多专业跨部门合作的感染控制,需要在全院层面进行管理和推进工作的管理过程。需要站在全院层面系统化地谋划感染控制工作,换言之即站在全局层面看感染控制,用院长的眼光看感染控制,跳出感染控制科看感染控制。大感染控制通常由医院感染管理科负责策划,由分管院长负责支持及全面推动。因此,领导重视为首要要素,其次是感染控制人自身的努力,最后也是重中之重的要素就是全员参与。作为中坚力量,感染控制人自身要有清晰的大感染控制理念及意识,不能局限于自己部门的工作,还需要积极发挥合纵连横作用,有意识地"拆墙建桥",善用借力使力,缔结多部门协作同盟军。在全院宣传大感染控制理念,"感染控制进步人人有责,感染控制提升人人有功",宣传感染控制成绩不是感染管理科一家的成就,是集全院综合实力之体现。

(三) 医院感染控制文化的实践

医院感染控制文化实践方式多种多样,上海市第一人民医院通过各种不同的表现形式传播医院感染控制的文化,达到人人知晓感染控制,人人参与感染控制的目的。

每年定期举办医院感染控制周活动是集中宣传感染控制知识,传播感染控制文化,提升感染控制实践能力的最好方式。上海市第一人民医院于2017年起开始举办医院感染控制周的活动,活动时间定为每年的4月,持续1~2周。医院感染科作为主办部门,协办部门为医务处、护理部、宣传处、后勤保障处、教育处等。2017年活动主题为"医患安全,感染控制先行",以医院感染控制基础知识或操作竞赛作为启动,结合多场感染控制系列讲座,再辅以"手卫生手掌彩绘活动"及"感染控制精彩瞬间"摄影比赛,让全院职工参与其中,极大地调动了大家的积极性,加深了印象。2018年的活动主题为"围手术期管理——感染预防我能行"。通过医院感染控制周活动海报宣传,以手术科室医院感染防控为主题,以医院感染控制知识竞赛为启动,院内外专家对手术部位感染进行系列感染控制讲座,通过手术室专场感染控制现场互动、外科换药操作培训、手术室环境清洁消毒培训以及多学科病例讨论会等多种形式,让广大医护人员参与到医院感染防控的队伍中来,提高医院医务人员、工勤人员的医院感染防控意识,从自我做起,落实各项预防 SSI bundle 的实施。这两次医院感染控制周活动的举办从全院层面上进行了医院感染的宣传以及相关知识的普及,通过面对面的交流与培训,通过声情并茂的视频制作、宣传画、现场操作示范等形式,极大程度上调动了医务工勤人员的积极性,对建立医院感染控制文化及意识都起到了有效作用。

公众微信号是另一种聚集人气的实践方式,上海市第一人民医院感染控制管理科于2017年申请了微信公众号,命名为"公济医院感染控制"。每周推出2期文章,文章内容涉及医院感染控制制度的修订、各类血源性疾病防控、抗菌药物使用、流感防控、消毒隔离新进展等,至目前为止已发布了近50期,阅读人次达400人次/月,并不断在院内外宣传此公众号来扩大受众群体。

此外,还在病区入口、治疗室墙面悬挂手卫生患者宣教以及医务人员职业防护的宣传画,在部分重点科室悬挂传染病防控的宣传海报,在手卫生设施如洗手池及卫生手消毒剂墙面悬挂手卫生示意图以及手卫生指征,并定期更换,以减少视觉疲劳导致的宣传效果下降。在医生电脑屏保上滚动播出医院感染控制知识,在鼠标垫上印制合理使用抗生素原则,为全院职工制作医院感染防控手册,涉及手卫生、标准防护与职业暴露、多重耐药菌防控、手术部位感染防控、微生物标本采集与送检等基础医院感染知识,目前为止已制作了医院感染防控手册(基础篇)和医院感染防控手册(临床微生物标本采集与送检篇),该系列手册每年将制订相应主题,使全院职工应知应会。

另外,为达到全员参与感染控制的目的,教育和培训是传播医院感染文化和理念的重要方式。医院实施针对不同人群,分级分类制订培训计划。从医院感染兼职人员培训到重点专科培训,从护士长培训到新职工培训,从实习生到工勤人员培训,做到全员覆盖。我院的医院感染控制管理兼职人员培训以现场授课为主,结合课后的考核巩固知识点掌握,提高兼职人员的凝聚性以及医院感染防控的专项技能。授课内容以医院感染控制的各项知识点为主,授课人员以医院感染控制管理科专职人员为主,还可邀请外院专家授课,本院医院感染控制管理兼职医生护士以及护士长也可参与培训教学。同时通过兼职人员向各自科室或部门进行二次培训,达到以点带面,促进医院感染控制工作的展开及实施的效果全体员工的培训方式以线上和线下两种方式为主。线上主要以医院感染控制网上教育学院为主,医院感染控制管理科联合教育处,借助CPD网上培训平台,构建了医院感染控制管理CPD培训系统,每年在年初即制订和修订医院感染控制管理培训课件,要求全院医务人员每年必须修完6学分,之后才能参加"三基"培训。

为了防控耐药菌、合理使用抗菌药物、提高微生物送检率,医院采用临床病例讨论的形式,提高临床医生合理使用抗菌药物的意识和知识储备。每季度举办一次多学科 AMS-MDT 讨论,从复杂感染或不明原因感染的病例提出问题,通过对感染发生发展的诊断、治疗、用药经验和体会进行分部讨论,在实践中进一步认识医院感染防控的重要性。同时,我们联合临床药学科与感染性疾病科,利用科室早交班或业务学习的半小时,采取至科室进行入科宣讲的形式,针对临床中抗菌药物使用存在问题进行分析,从国家政策到医院数据,从临床抗菌药物使用误区到医院感染防控,从数据采集指标制定到病史首页切口类型填写准确性等等,将发现的问题一一呈现,并提出改进方法,有理有据,不仅得到临床科主任的赞同,临床医生对我们的细致工作也心服口服。这种多学科合作方式对提高医务人员的医院感染意识及宣传医院感染管理文化也是行之有效的。

第六节 医院感染控制管理电子信息化建设

一、我国医院感染管理电子信息化的发展历程

我国的医院感染监控工作起步较晚,但在国家支持下,发展较快。1986 年,原卫生部医政司成立了医院感染监控协调小组,组织、指导和监督管理全国医院感染监控工作,并成立了医院感染监控系统,17 所医院和 8 所防疫站加入了该系统,这标志着我国医院感染管理工作正式起步。2000 年,多个省市和医疗机构各自开发了区域性医院感染监控系统,前瞻或回顾性监测住院病例医院感染情况。目前,国内较大的医院感染信息管理的计算机管理系统有解放军总医院和杭州杏林信息科技有限公司开发的医院感染实时监控系统、中南大学湘雅医院开发的蓝蜻蜓感染管理软件、上海长征医院和上海泽信软件有限公司开发的医院感染监测系统 ZNIM 等,此外,还有医院自行设计的一些软件被陆续报道。

二、医院感染管理电子信息化的目的和意义

医院感染信息化建设可通过医院信息系统自动采集医院感染相关数据,能客观、实时、准确、灵敏地反映该医院感染防控与管理的风险,并可实现运用监测数据进行一定的汇总和统计功能。为从事医院感染质量管理和控制工作的管理人员以及从事诊疗活动的医务人员提供更方便、更准确的医院感染信息,是预防和降低患者、医务人员、访视者发生医疗保健相关感染(HAI, healthcare – infection)的有效手段,是取得良好的成本效益比的有效方法。

三、医院感染管理电子信息化的基础

(一) 医院内的基本信息网络拓扑结构(图3-1)

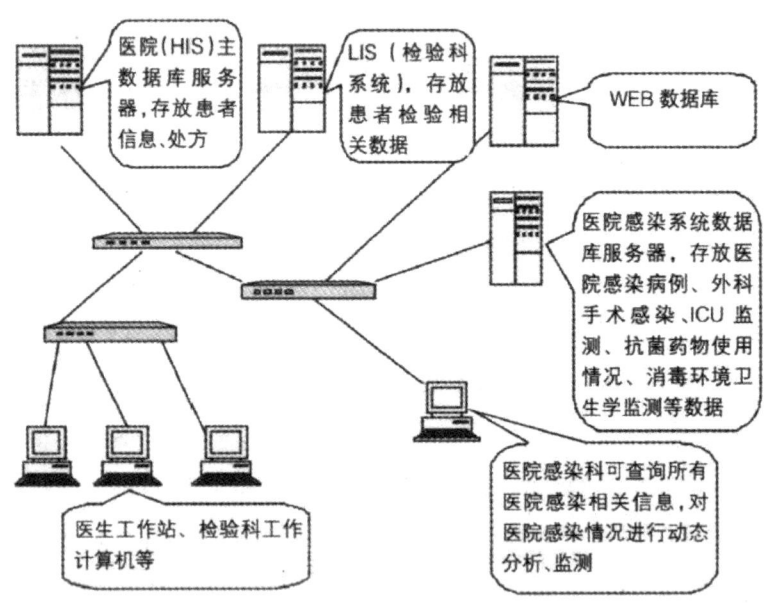

图3-1 医院感染管理系统网络拓扑结构图

在无医院感染监测系统前,我国医院感染病例监测模式多为:医护人员发现医院感染病例→医护人员填报医院感染病例信息→医院感染管理人员根据上报信息到病房核实情况→确认医院感染诊断→二次录入信息后上报监测系统。在该过程中,医院感染管理人员了解的医院感染信息相对滞后,甚至待患者出院后才能收到其医院感染监测信息,属于事后监测。使用此调查方法,医院感染管理人员不能及时了解临床的实际情况,不能在关键时刻发现和应对威胁患者和医务人员安全的问题,在一定程度上失去了监测的意义和目的。

以医院感染监测与数据直报系统为例,该系统支持医院其他系统,例如 HIS 系统、LIS 系统等的数据接口和数据整合。

基础数据库包括公共部分和自设部分。公共部分中医院感染诊断按照原卫生部《医院感染诊断标准(试行)》分类,疾病诊断按《国际疾病分类 ICD-10》标准设定,手术操作按《手术及医疗操作分类代码(ICD-9-CM)》设定,易感因素按生理性免疫低下、病理性因素、侵入性诊疗操作、药物性免疫受损以及其他等分成 5 类,共 86 条记录;病原微生物分类参照《临床微生物学及检验》中的细菌分类,抗菌药物参照《实用抗菌药物学》分类,环境卫生学和消毒药械的消毒灭菌效能监测评价标准按原卫生部颁布的《消毒技术规范》设置判断。自设部分可按照各自医院的具体情况进行设置,如本院的科室、环境与物品监测、医生代码编辑等。

(二) 医院外部数据和信息交换

由于我国尚未建立覆盖全国层面的统一的医院感染监测平台,因此统一全国医疗机构的监测数据元素的定义、采集、测量和计算标准,有助于提高全国层面的医院感染管理水平。2015 年,我国发布了 6 个专业的质量控制指标,其中包括了医院感染管理质量控制指标,要求信息系统抓取各医院诊疗中自然产生的医院感染相关过程数据,而不能由各医院直接上报结果数据。然而,虽然过程类数据可提供丰富的指标,但由于各个医院信息系统不同,业务数据差异较大,并且由于国家或区域性质控中心缺乏规范统一的数据采集标准和运行规则,使得现有医院感染数据无法在不同医院、区域间实现交换与共享,所以必须建立统一的数据收集、交换格式。2013年7月,国家医院感染管理质量控制中心委托解放军总医院感染管理与疾病控制科研发国家/区域性医院感染监控信息化平台,2016年,我国出台了《医院感染监测基本数据集及质量控制指标集实施指南》,总体思路为:根据医院感染管理质量控制指标,建立一个基于基本数据集的国家或区域性医院感染质控平台(图3-2),监测平台实时自动地采集医院日常运营中自然产生的、客观的过程数据,由监测平台自动生成《医院感染管理质量控制指标》,实现质量控制中心对各医院的过程监控,并为中心指导医院开展感染控制工作提供数据导航、决策支持。

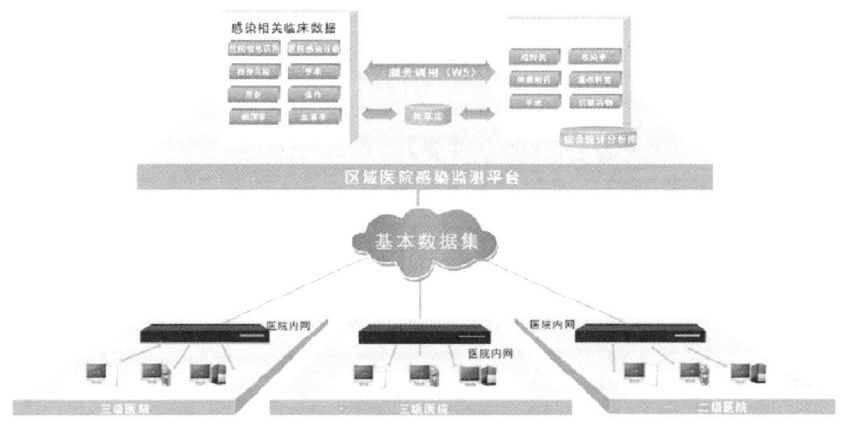

图3-2 基于基本数据集的医院感染监测平台

四、上海市第一人民医院的医院感染监测信息化建设

(一)医院感染监测系统 ZNIM

以上海市第一人民医院目前使用的"医院感染监测系统 ZNIM"为例,ZNIM 通过与 HIS、LIS 等系统建立数据接口,调取所需数据,实现以下功能(图3-3):

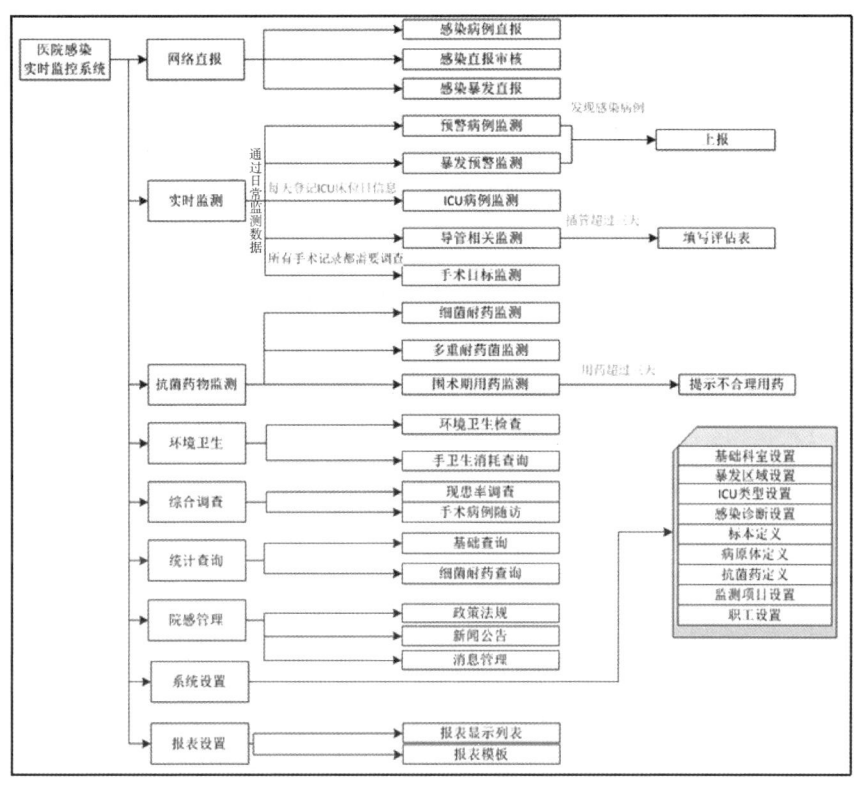

图 3-3 医院感染实时监控系统功能

1. 全院综合性监测:医院感染病例查询及上报

以病例实时监测模块为例,该模块主要根据集结医院各信息系统中的关键数据,包括住院患者资料、入院诊断、医嘱信息、抗生素药品、导管相关、检查报告、检验结果、体温信息、手术信息等,监测符合医院感染病例诊断的可疑住院患者,并实时更新监测结果。医生及医院感染专职人员可通过各自系统界面(图3-4),查询医院感染病例资料,并基于医院感染病例诊断标准进行判断为医院感染病例上报或非医院感染确认,如为医院感染病例,即可填写电子医院感染病例上报明细表,同时可作为全院综合性监测数据以备统计。

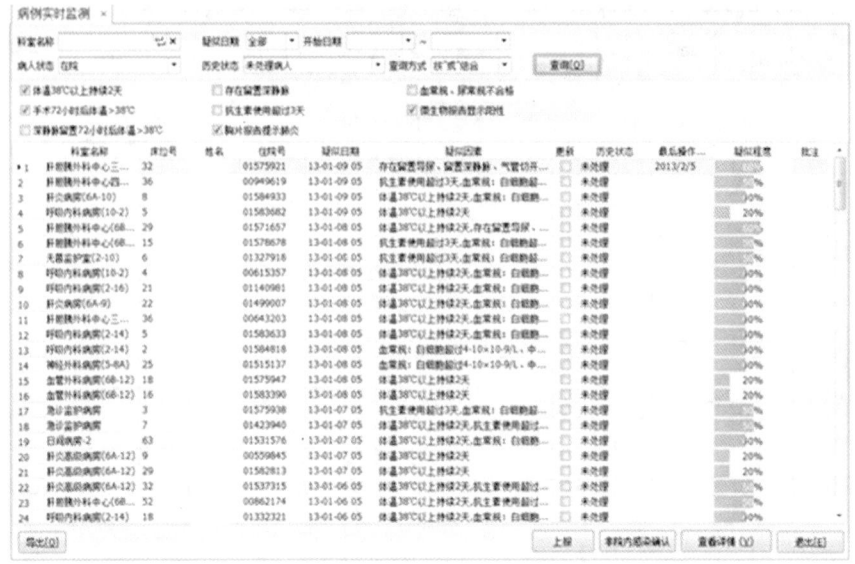

图 3-4　多重耐药菌查询界面

2. 多重耐药菌监测的查询及统计

医院根据《医院感染管理质量控制指标(2015版)》重点监测的多重耐药菌主要包括耐甲氧西林金黄色葡萄球菌(MRSA)、耐碳青霉烯类鲍曼不动杆菌(CRAB)、耐碳青霉烯类铜绿假单胞菌(CRPA)、耐碳青霉烯类肠杆菌(CRE)、耐万古霉素肠球菌(VRE)。微生物室的工作人员签发多重耐药菌报告后,首先通过 HIS 的危急值报告系统向临床报告。同时,医院感染监测信息系统也可实时查询到该病例(图 3-5),并可按照科室、病区、床位、姓名、住院号、标本、送检日期、病原体、耐药菌类型、隔离状态和隔离医嘱开立情况等列出多重耐药菌阳性病例,医院感染管理专职人员可对患者的抗菌药物、防控措施落实情况等实时做出评估。如同一病区 3 天内出现 3 例及以上同种同源的多重耐药菌,即可快速启动医院感染流行病学调查。

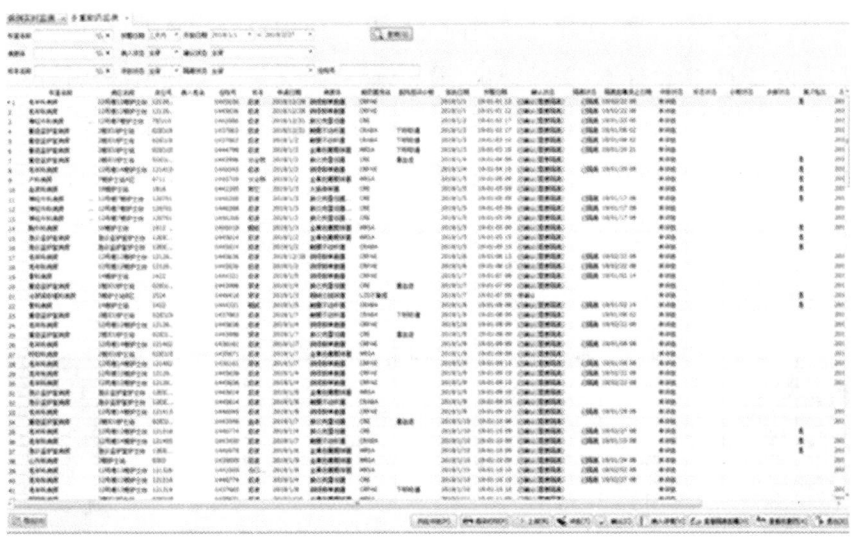

图 3-5 多重耐药菌查询界面

3. 三管监测的查询及统计

信息系统可实时监测使用血管导管、导尿管、呼吸机的患者的情况（图 3-6，图 3-7），其中，血管导管还分为深静脉和 PICC 两种，按照科

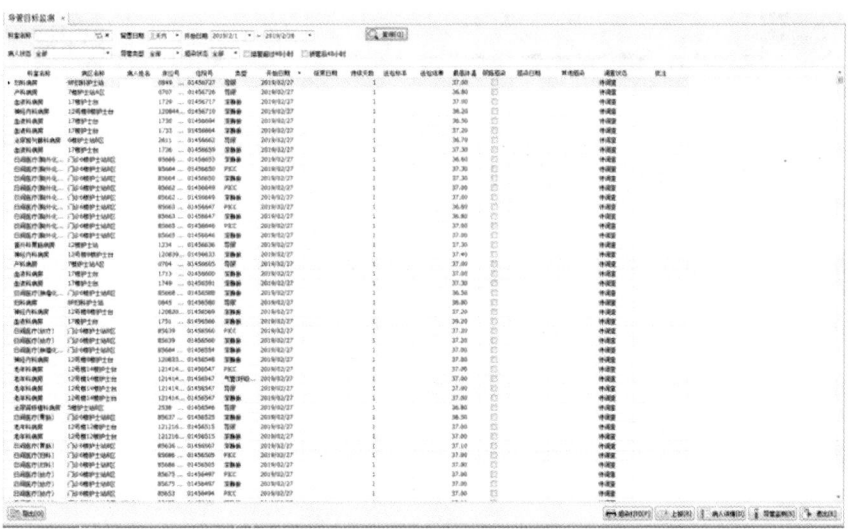

图 3-6 三管监测查询界面

第三章 医院感染防控管理的实践

室、病区、床位、姓名、住院号、导管类型、开始使用导管的日期、结束使用导管的日期、送检标本、送检结果、最高体温、感染情况等列出病例情况,以便医院感染工作人员进一步调查。信息系统还可筛选出插管超过48h或拔管后48h内的病例,进行重点监测。同时,统计报表中,系统可按照科室、三管的感染病例、使用人日数、感染率等分类统计。

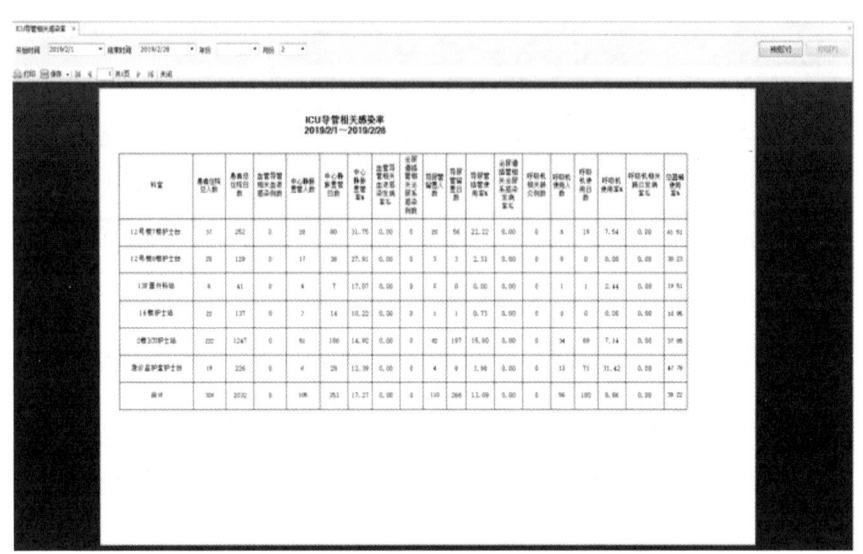

图3-7 三管监测统计界面

4. 手卫生消耗品:查询及统计

手卫生消耗品分为两类:洗手液和速干手消毒剂,信息系统根据库房领用情况,按照科室进行分类统计,并汇总全院数据(图3-8)。

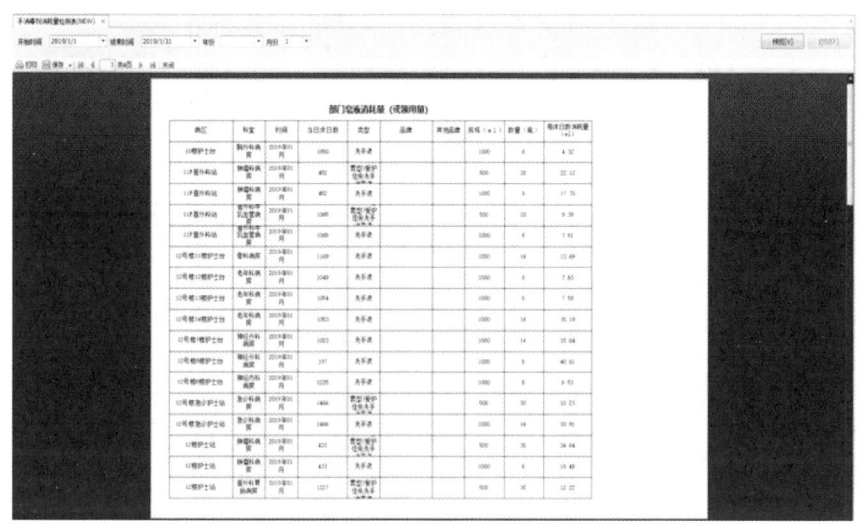

图 3-8　手卫生消耗品统计界面

5. 医院感染暴发预警

当同一病区出现 3 例及以上同种同源的病原体时,信息系统的暴发实时监测将进行预警(图 3-9),按照暴发区域、病原体、预警日期、状态等进行报告,并可实时做出处理措施,如确认是否为暴发等。

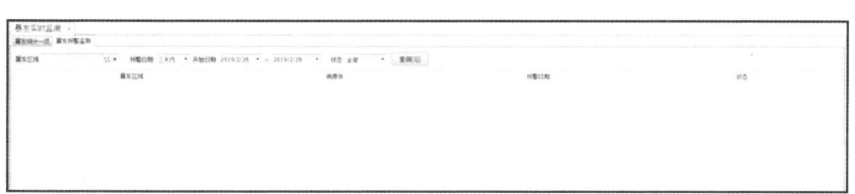

图 3-9　医院感染暴发预警统计界面

（二）检验系统 LIS

1. 耐药监测:每季度细菌菌种分析及耐药情况分析

工作人员根据 LIS 系统中的数据,对不同病原体的抗生素药敏结果进行分类统计,生成报表,罗列出每季度重点科室排名前 5 位的病原体,并对其耐药情况进行分析,指导重点科室下一季度的抗生素使用。

2. 环境卫生学监测：空气、物表、手、医疗用水、消毒液等

各科室根据医院感染监测的要求，定期对空气、物表、手、医疗用水、消毒液等进行采样和送检，并将采样类型录入LIS系统打印标签，微生物室接到标本后进行菌落数计算，并将结果通过LIS系统录入检查结果（图3-10）。实现所有环境卫生学检测标本的电子信息化查询及报告打印的工作。同时，医院感染监测信息系统可调取LIS系统该数据，对环境卫生学采样合格情况进行数据分析，医院感染科根据不合格情况，对科室进行督导。

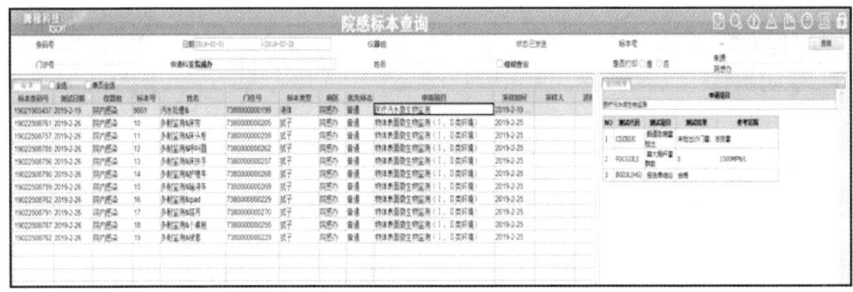

图3-10 环境卫生学采样标本查询界面

（三）医嘱系统HIS

在临床医师开立抗菌药物电子医嘱时，必须提交电子抗菌药物开立申请（图3-11）。申请特殊类抗菌药物以及使用推荐预防用药以外的药物，必须进入专家审核状态，经抗菌药物专家审核后方可开立相应医嘱。

门急诊处方开立时必须填写体温和使用理由。住院抗菌药物开立根据使用目的的不同分为手术预防、非手术预防和病原性/经验性治疗。手术预防和非手术预防界面，HIS系统会根据手术名称或非手术预防的疾病自动列出推荐的抗生素供医师选择（图3-12）。

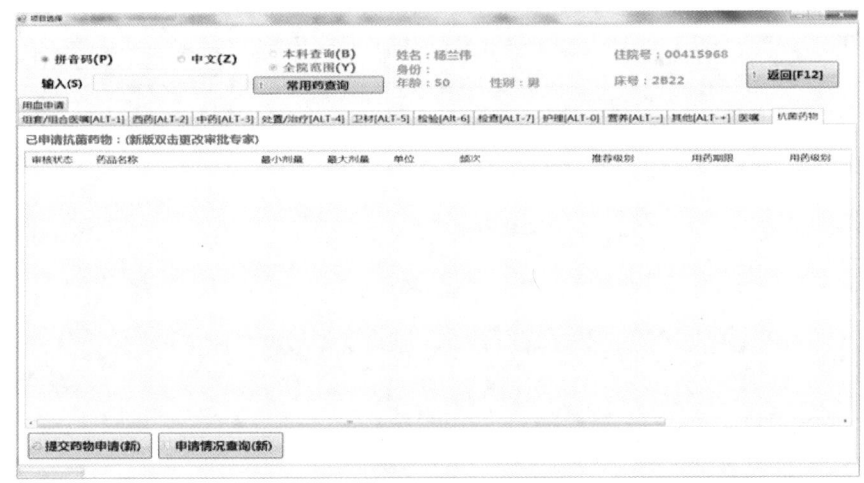

图 3-11 住院抗菌药物申请界面 1

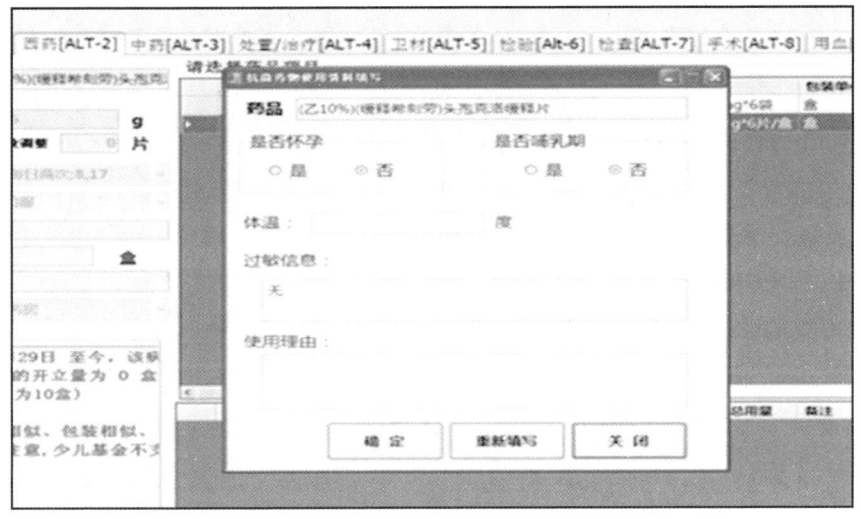

图 3-12 门急诊抗生素申请界面

抗菌药物申请界面分为手术预防、非手术预防和病原性/经验性治疗（图 3-13）。病原性治疗或经验性治疗，临床医师须填写感染诊断和感染部位，系统将自动调取感染相关实验室检查结果（图 3-14）。

第三章　医院感染防控管理的实践

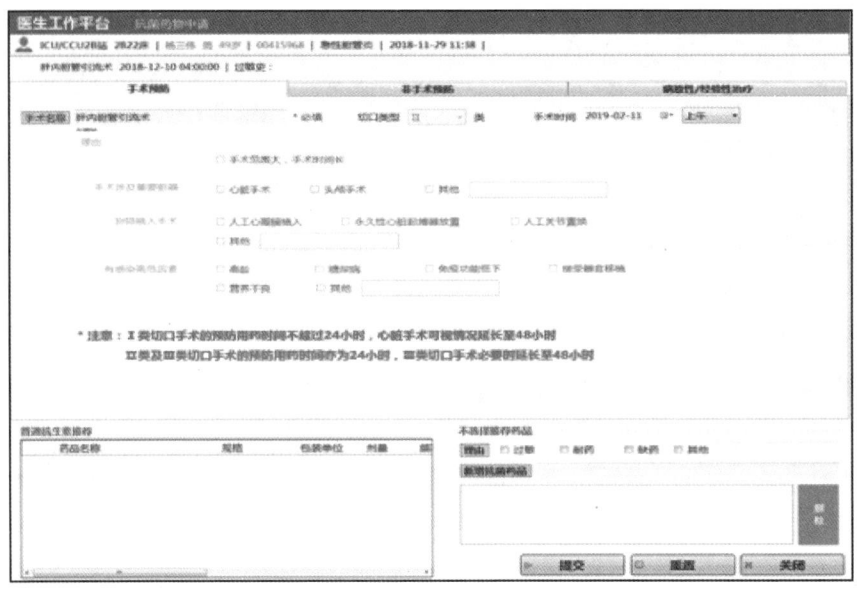

图 3-13　住院抗菌药物申请界面 2

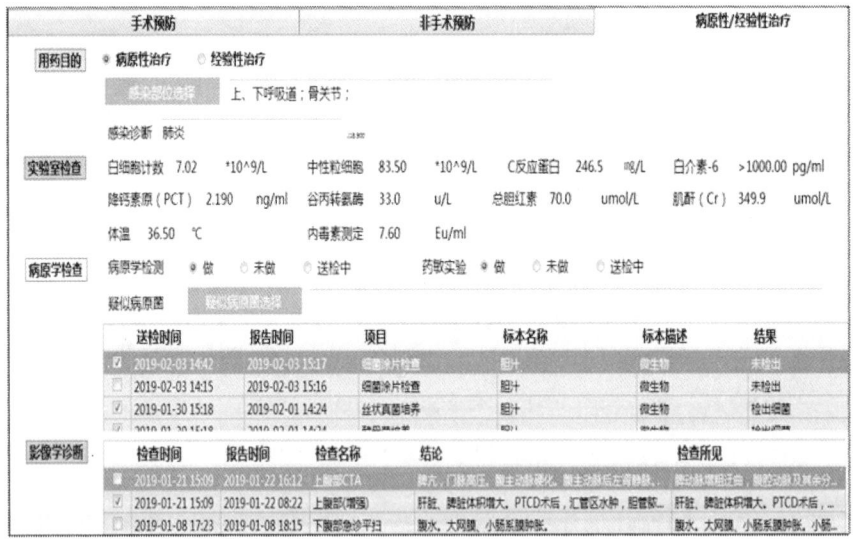

图 3-14　病原性治疗或经验性治疗界面

如果申请的是特殊类抗菌药物,将再进入"抗菌药物专家审批申请"流程。HIS 系统抗菌药物专家审批申请界面能自动调取该患者曾使用过的抗菌药物的情况,医师须填写申请此特殊类抗菌药物的理由(图 3 - 15)。该界面还自动显示所有入院血清学检验报告和影像学检查报告,医师可以根据需要选择。所有选择的数据将推送给抗菌药物审核专家,专家手机会收到短信提醒,专家可以登录医院电脑 HIS 系统或使用个人手机进行审核。

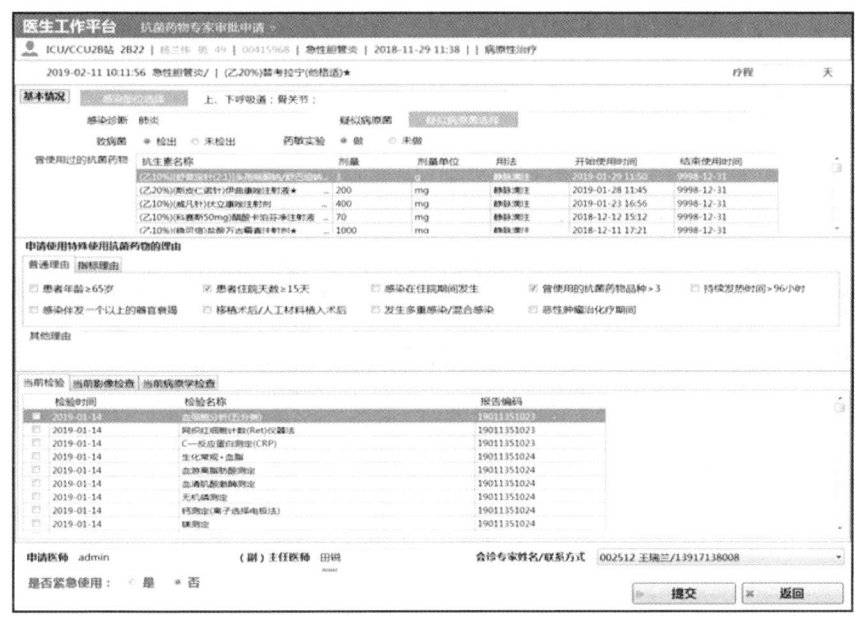

图 3 - 15 特殊类抗生素申请界面

第七节 医院感染管理前置

一、医院感染管理前置的定义

为实现患者安全的目标,医院将感染控制作为基础要求,前置于全院临床和行政相关的工作流程,实现医院感染的审核权,提高全院的感染控制意识。

二、医院感染管理前置的制度

为实现医院感染管理前置的目标,我院制定了一次性使用医疗器械、医院消毒药械管理制度、器具管理制度、医院布局新建或改造前的医院感染管理审核制度、技术准入(新技术、新项目申报审批)制度、外来医疗器械和植入物管理制度等文件。

三、医院感染前置的实践

（一）新建和改建项目的建筑布局前置

建筑布局前置是指医院在开展新建和改建项目前,应充分考虑预防和控制医院感染的要求,严格按照国家医院感染管理的相关文件,设计建筑图纸,使得新建和改建项目在空气净化程度、医务人员、患者和医疗废弃物的整体布局符合医院感染管理的建筑技术规范。

根据《医院隔离技术规范》WST311-2009的要求,医院建筑区域划分,根据患者获得感染危险性的程度,应将医院分为4个区域:低危险区域、中等危险区域、高危险区域、极高危区域;应明确服务流程,保证洁、污分开,防止因人员流程、物品流程交叉导致污染。

此外,国家还陆续出台了一系列相关的建筑技术规范,如GB50346-2011《生物安全实验室建筑技术规范》、GB50333-2013《洁净手术部建筑技术规范》、GB51039-2014《综合医院建筑设计规范》等,2017年,我国出台了16项新的行业标准,其中对建筑布局进行了严格规定,说明了医院感染控制前置的重要性。

新建和改建项目的建筑布局前置的医院感染控制前置体现在:医院感染控制科应严格按照国家的相关技术规范、行业标准等,对新建和改建项目的图纸进行审核,对房间大小、空气洁净度、患者通道、医务人员通道、医疗废弃物通道、手卫生设施配置、污洗室等方面进行仔细核对,对不符合医院感染控制要求的,须要求其进行整改,直至符合要求。新建项目强调医院感染管理科介入,先于功能和美观的要求,有其特殊性;改建项目应保护环境,防止因改建而发生的医院感染。

在医院某区域或部门新建或改造前,应由基建处或后勤保障处牵头,组织项目合同方、医院感染管理科、护理部、临床使用科室或部门进行联席会议,全方位进对环境布局进行充分论证,医院感染管理科负责提出环境布局的专业感染控制需求。感染控制需求包括与设施和维护部门的紧密的合作,参与设施的计划方案;建筑项目人员必须鉴定哪些重要的服务设施会受到影响;建筑项目人员与医院感染管理人员确定患者是否为高危人群,并采取适当的预防措施,讨论尘土遏制措施;对新建和改建项目进行感染控制风险评估。其清单见表3-11。

表3-11 新建和改建项目感染控制风险评估清单

步骤	具体内容
第1步:工程类型	A型:一般的检查和维修项目,不会产生灰尘 B型:规模小,持续活动时间短,会产生少量的尘埃 C型:任何工程会产生大量的灰尘或需要拆迁 D型:拆除建设结构,需要连续工作长时段才能完成
第2步:患者风险群	低风险—办公区,非门诊区 中等风险—不属于高风险的患者、门诊、厨房、公共走廊 高风险—急诊室、放射科、化验室、产房、加护病房、育婴室 最高风险—药房的药剂区、肿瘤科、骨髓移植病房
第3步:感染控制风险群	1级:塑料防护 2级:塑料防护/防护板 3级:双层塑料防护/防护板 4级:防护板+缓冲室
第4步:项目区	确定项目的周边地区范围,评估对周围可能产生的影响
第5步:工程范围	鉴定工程范围,例如病房、药物室等
第6步:相关问题	鉴定相关的问题,例如通风、水暖、电气方面可能产生的问题
第7步:防护隔离	鉴定工程项目所需的防护隔离措施

续表

步　　骤	具体内容
第8步:潜在风险	识别潜在的结构影响,例如维修屋顶时,损坏自来水管的风险
第9步:工作时间	工程是否可以在非患者护理时段进行
第10步:隔离室	工程是否策划足够数量的隔离/负气流室
第11步:洗手盆	工程是否策划所需的数量和类型的洗手盆
第12步:感染控制核准	感染控制人员是否同意这个项目所需的洗手盆最低数量
第13步:实用房	感染控制人员是否同意干净和脏的实用房策划
第14步:医疗废弃物处理	讨论医疗废弃物处理的事项,例如流量、环境清洁、如何及时清除杂物

多部门对初稿图纸进行审核,以符合WST311-2009《医院隔离技术规范》、GB15982-2012《医院消毒卫生标准》、GB51039《综合医院建筑设计规范》等标准。定稿后形成各方书面意见并签名确认,定稿图纸附审核签名表。见表3-12。

表3-12　新改建项目联合审批签名表

主管部门	
项目名称	
时间	
区域	
图纸编号	
院感科	部门意见
临床相关科室	部门意见
分管领导	部门意见
基建处	科室意见
	意见
备注	

项目施工前,医院感染管理科对施工现场进行感染控制风险评估,根据风险评估等级提出对应医院感染控制的要求,施工方必须对施工现场采取相应隔离及防护措施,经医院感染管理科现场审核通过,方可开始施工。

施工时,医院感染管理科随机对施工现场进行抽查,对不符合感染控制要求的,尤其是涉及周围环境污染导致医院感染管理风险传播的情况,医院感染管理科有权向施工现场的工人口头要求停止施工,以督导单形式要求施工方或基建处负责整改。项目合同方需重新根据医院感染控制的要求,对施工现场采取预防措施,并由医院感染科重新审核后,方可再次施工。

医院区域或部门新建或改建后,如新建或改建的结果与图纸不符,医院感染管理科有权要求基建部门或后勤保障部门督促项目方重新施工或根据情况采取补救措施,直到达到医院感染控制的要求,验收合格图纸附审核签名表。

在新建或改建项目的建筑安全等验收时,应同时通知医院感染管理科,由医院感染管理科负责相应环境卫生学相关项目监测,监测合格后方可投入使用。

(二) 一次性使用医疗用品

在医院中,狭义的"一次性耗材"主要是指一次性使用医疗用品。根据《GB15980-1995 一次性使用医疗用品卫生标准》的规定,"灭菌的一次性使用医疗用品"是指进入人体组织、无菌、无热源、无溶血反应和无异常毒性检验合格,出厂前必须经灭菌处理的可直接使用的一次性使用医疗用品;"消毒的一次性使用医疗用品"是指接触皮肤、黏膜,无毒害检验合格,出厂前必须经过消毒处理可直接使用的一次性使用医疗用品。

医院感染管理科负责制定《一次性使用医疗器械、器具管理制度》,临床科室在提交医疗耗材申请书时,需提供该耗材是否为一次性医疗用品,为无菌还是消毒产品,并提供无菌或消毒产品合格的证明,由医院感染管理科审核同意后在申购单上签字,并经各相关行政部门签字同意后,提请医疗装备耗材委员会,经委员会决议通过后方可使用。申购单见表3-13。

医院使用的一次性无菌医疗用品必须由物资采购处统一集中采购、使用科室不得自行购入。临床科室在使用一次性医疗用品时,应检查包装有无破损、有无失效以及产品质量不符等情况。进入限制区的产品必须拆除外包装。发现不合格产品或使用过程中发生不良反应,应立即停止使用、封存,并在24 h内报告后勤保障处或护理部,根据实际调查情况,由后勤保障处或护理部上报所在地食品与药品监督管理所和卫生行政部门。医院感染管理科负责对一次性使用无菌医疗用品的临床应用和回收处理的规范性进行监督和审查。

表3-13 医用耗材新增或替换使用申请表

＊申请科室：　　　　　　＊申请日期：

＊耗材名称		＊申请新增□ 申请替换□		＊品牌			＊进口□ 国产□	可收费□ 不可收费□
医保编码		＊医保支付□ 医保不支付□		＊限定支付 是□ 无□		收费编码	＊最高零售限价	
＊估计月使用量			＊建议供应商				＊联系人 手机号码	
＊在国际□ 国内□ 上海□ 该产品技术有临床应用			＊在国内□ 上海□ 主要使用医院名称					
目前医院内 使用的同类 耗材情况	名称		品牌		医保编码	最高零售限价	供应商名称	
申请表应附以下附件： 1. 该产品在国际、国内及上海医疗单位使用的情况说明和介绍,该产品技术应用需要配套的设备名称和人员技术准入资质要求等情况说明。 2. 若该产品及技术在我院开展使用属于全国或上海地区首次的,则需提交该产品详细的技术资料、国外临床使用报告。如可获得,应提供国内外相关法律法规、技术标准、技术规范、行业指南和专家共识作为准入依据,其中涉及本产品部分需提供中文译本。 3. 该产品彩色技术说明书及相关材料。 4. 该产品零售价定价依据文件,医保编码授予文件。 5. 若该产品是消毒产品请提供卫生安全评价报告和使用中的感染控制技术及医疗防护要点说明。 6. 该产品的医疗器械注册证、生产单位的生产许可证、供应商的医疗器械经营许可证和营业执照。								
＊申请目的意义、预计风险、及使用效益分析(包括该产品与院内已有同类产品优缺点比较,如为临床使用应提供预计适应证分析)： 　　　　　　　　　＊申请人签名：　　　　　　＊申请人联系方式：								
科室行政主任意见： 　＊申请使用该产品是为了开展新技术□/改善提高技术□,经科室讨论同意使用。 　　　　　　　　　　　＊主任签名：　　　　　日期								
以上内容由申请科室负责填写								

续表

医务处预审意见:(若此表申请人是护士长,则 1-5 条款由护理部主任审核)
1. 若该产品属于全国或上海地区首次使用的,已向市卫计委医政处提出申请,并已经通过□/未通过□审批。 2. *申请科室提出使用的依据是否合理:合理□/不合理□ 3. *该产品预审通过□/不通过□。 4. *该产品的使用对医院耗占比影响:大□/一般□/不影响□ 5. 其他审核意见: 　　　　　　　　　　　　　　　　*签名:　　　　　日期 6. *该产品的使用是否符合医院感染控制管理要求:符合□/不符合□（6、7 条款由医务处医院感染管理科审核） 7. 医院感染控制建议使用该产品要关注的问题: 　　　　　　　*医院感染管理科科长签名:　　　　　　日期
财务处预审意见: 1. *经审核确认该产品医保支付□/不支付□,限定使用范围: 2. *经核准该产品医院向患者的收费单价: 3. 其他审核意见: 　　　　　　　　　　　　　　　　*签名:　　　　　日期
采购处预审意见: 1. *该产品属于类医疗器械,有□/无□医疗器械注册证。 2. *该产品属于进口□/国产□,若是国产的有□/无□生产单位的生产许可证。 3. *代理供应商的营业执照有□/无□、医疗器械经营许可证有□/无□。 4. *该申请的同类产品一年内医院内部有□/无□招标。 5. 其他审核意见: 　　　　　　　　　　　　　　　　*签名:　　　　　日期
*经医院医用耗材管理委员会　　　年　　月　　日开会讨论意见: 　　□同意使用　　　　□不同意使用　　　□其他 　　*医院医用耗材管理委员会主任委员签名:　　　　　　日期:

说明:
　　1. 此表内所有打"*"的内容必须填写。
　　2. 申请科室负责收集申请产品的相关资料,作为申请表的附件一起递交给医务处。
　　3. 各级行政部门审核时有疑问可直接与科室申请人联系,若审核不同意,请直接通知申请科室,若审核通过则处长签名后负责转交给下一个行政部门。
　　4. 医院医用耗材管理委员会审核通过后,负责在每年的 4 月 15 日和 10 月 15 日前将申请表汇总,并组织医院装备耗材试剂委员会一年两次(5 月中旬、11 月中旬)会议,在听取申请科室说明后进行综合评估讨论、票决,超过 2/3 票数为通过,并由医院医用耗材管理委员会主任委员签字。按会议决议确定采购方式,由采购处负责具体采购操作。

医院医用耗材管理委员会
2017 年版

(三) 外来医疗器械和植入物

外来医疗器械是指由医疗器械生产厂家、公司租借或免费提供给医院可重复使用的医疗器械。植入物是指放置于外科操作造成的或者生理存在的体腔中，留存时间为30d或者以上的可植入型物品。

根据《一次性使用无菌医疗器械监督管理办法》，一次性使用无菌医疗器械（以下简称无菌器械）是指无菌、无热源、经检验合格，在有效期内一次性直接使用的医疗器械。一次性使用的医疗器械目录由国务院食品药品监督管理部门会同国务院卫生计生主管部门制定、调整并公布。重复使用可以保证安全、有效的医疗器械，不列入一次性使用的医疗器械目录。对因设计、生产工艺、消毒灭菌技术等改进后重复使用可以保证安全、有效的医疗器械，应当调整出一次性使用的医疗器械目录。

外来医疗器械和植入物的医院感染前置是指根据《医疗器械临床使用安全管理规范（试行）》的规定，医疗机构应当严格执行《医院感染管理办法》等有关规定，对外来器械和植入物实行准入管理制度和使用管理制度。

首先，医院感染管理科对消毒器械和一次性使用无菌医疗器械相关证明进行审核，消毒供应中心对相关证明和说明书进行存档。外来医疗器械和植入物生产和经营企业须提交《生产企业营业执照》《医疗器械生产企业许可证》《医疗器械产品注册证》《医疗器械经营企业许可证》及产品合格证明、产品说明书等资质证明复印件，所有证件必须真实有效，同时必须提供产品营销人员个人资料，包括姓名、身份证复印件、联系方式。如人员有变动或资质有效期重审或更替，须及时至物资采购处进行信息更新，医院感染科留存复印件或电子版扫描件。

其次，一次性使用无菌医疗器械按相关法律规定不得重复使用，可以重复使用的外来医疗器械，消毒供应中心应当严格按照说明书要求清洗、消毒或者灭菌，并进行效果监测，监测合格后方能发放使用。

第三，所有外来医疗器械及植入物的接收、清点签收、清洗消毒、检查和包装、灭菌、发放、回收都必须符合规定，且均采用跟踪追溯管理系统，记录每套外来医疗器械及植入物的清洗、消毒、灭菌、监测及应用等相关信息,以便随时跟踪和查询。

(四) 消毒产品

按照消毒产品用途、使用对象的风险程度,消毒产品分为三类。第一类是具有较高风险,需要严格管理以保证安全、有效的消毒产品,包括用于医疗器械的高水平消毒剂和消毒器械、灭菌剂和灭菌器械,皮肤黏膜消毒剂,生物指示物、灭菌效果化学指示物。第二类是具有中度风险,需要加强管理以保证安全、有效的消毒产品,包括除第一类产品外的消毒剂、消毒器械、化学指示物,以及带有灭菌标识的灭菌物品包装物、抗(抑)菌制剂。第三类是风险程度较低,实行常规管理可以保证安全、有效的除抗(抑)菌制剂外的卫生用品。

医院感染前置体现在消毒产品上,目的是规范全院消毒产品的采购管理,保障用于患者的消毒灭菌器械或消毒剂等消毒产品在使用过程中的有效性和安全性。

医院感染管理科制定《医院消毒药械管理制度》并监督执行,参与需求论证和产品招标,在采购前,对消毒产品执行"二个"查看,一查看《消毒产品生产企业卫生许可证》,二查看产品的《卫生安全评价报告》,实施日常监督和消毒产品监测。

消毒产品使用范围应符合产品说明书,消毒产品在使用过程中出现人力不可抗之因素,如产品更迭,设备不兼容,需立即更换者。由使用科室进行临时使用申请,写明临时更换原因,预计临时更换时长或者预计临时使用的时间,提交耗材委员会。医院感染科可根据相应文件,向临床提供相应产品的标准和专业建议,供耗材委员会参考。

待稀释配置的消毒剂和灭菌剂配置按产品说明书,按污染程度实施容器专用。容器上标签清晰,写明消毒液名称、浓度、用途并有刻度线。各类消毒剂和灭菌剂专柜集中放置,专人负责保管,标示清楚、无变色、无杂质。含氯消毒剂需单独放置。使用前检查包装有无破损、过期、不洁等情况,如有异常应立即停止使用。

临床科室依据医院感染监测制度进行使用前消毒剂和灭菌剂浓度监测,使用中消毒剂和灭菌剂进行微生物监测。浓度监测方法符合产品说明书要求。微生物监测符合医院感染管理科要求。

临床若怀疑使用产品与医院感染暴发有关时,应立即停止使用、封存、送检,并在24h内报告医院感染管理科,医院感染管理科介入进行流行病学调查,确认是否与产品有关,必要时启动医院感染暴发处置预案。

大批量不合格消毒剂和灭菌剂(过期、污染)应按照《医疗废弃物管理条例》中化学性废弃物的要求处理。

消毒器械和灭菌器械使用方法应符合产品说明书,包括设备维护和保养。灭菌器械使用者应完成上岗前岗位资质培训,资质符合有关卫生标准。并完成专用设备使用培训,使用技能符合产品说明书要求。灭菌器械中的化学监测、物理监测和生物监测频率与方法符合有关卫生标准。

(五) 医疗技术的开展与变更

根据《医疗技术临床应用管理办法》,国家规定医疗技术临床应用实行准入和管理制度,对医疗技术实行分类、分级管理。医疗技术分为三类,其中原卫生部负责对涉及重大伦理问题、高风险、安全有效性尚需进一步验证和需要使用稀缺资源的第三类医疗技术制定目录和进行临床应用管理;安全有效性确切、涉及一定伦理问题的第二类医疗技术由省级卫生行政部门负责制定目录并管理;通过常规管理能确保安全有效性的第一类技术由医疗机构管理。省级卫生行政部门和医疗机构均不得将原卫生部废除或禁止使用的技术列入目录或进行临床应用。

医院规定,凡在本专业内未曾开展过的诊疗技术项目,均需进行申报,实行技术准入(新技术、新项目申报审批)制度。涉及伦理的新技术项目申报前需经医院伦理委员会审批通过,第三类诊疗技术经医务处提请医院医疗质量与安全管理委员会审核批准。如在上海市或国家规定的限制开展的技术需在医院审核后报相关部门进行技术评估及备案。

医院感染管理前置体现在新技术风险预评估,即对新技术开展过程中感染控制风险点进行预估,并制定应对措施。以胃肠多功能治疗仪为例：

胃肠多功能治疗仪技术风险防范预案

1. 胃肠多功能治疗仪技术经上级部门批准后，为确保本技术安全、有效地开展，防范医疗意外的发生，特制定此预案。

2. 本技术必须严格按照已制定的操作规程及相应的人员资质要求进行操作。

3. 患者使用前，需向患者及其家属详细告知该项目的治疗效果及可能出现的意外情况。

4. 本新技术可能发生的意外情况有：

（1）该技术是无创的新技术，一般无感染风险发生。

（2）治疗期间贴电极片处皮肤可出现灸样灼伤。

5. 发生上述情况后应采取应急措施

若有出现灸样轻微灼伤，属正常现象，不妨碍继续治疗；若出现严重灸样灼伤，应停止治疗，并在灼伤处涂消炎药膏，待伤口愈合后继续治疗。

第八节　多部门联合管理

一、多部门联合医院感染管理的原因

医院感染管理学是研究医院感染管理方法及其规律的一门学科，它属于新兴的边缘交叉学科，但应用性极强，该学科涉及内容包括了临床医学、临床微生物学、临床流行病学、临床药学（抗感染药物学、消毒学）、预防医学、医学统计学、护理学、传染病学、医院管理学、心理学等多个领域，因其专业性强，涵盖面广，需要多个领域不同的知识结构的有效和完善的整合，因此，从事医院感染管理的人员需要有较高的职业素质。

由于医院感染管理主要是针对医院内发生的感染进行预防、诊断、控制活动，其中以医源性感染以及相关危险因素为主，因此在此活动中必然会涉及众多部门，包括临床科室、护理、检验、临床药学、医务、后勤保障、物资采购、基础建设、信息管理等多个部门及科室;管理的对象主要为所有在院的职工,包括医生、护士、工勤人员、医学生、进修人员等。由于医院感染管理学科的特殊性,因此需要在医院中的医院感染管理者具备管理学的基本理论以及应用实践能力,组织相关多个部门对医院感染的重点部门、重点环节、重要风险因素,通过督查、干预、改进等方式进行管理。同时充分利用各行政部门以及临床医技科室的专业知识背景,主动参与到各自领域的医院防控工作。

在医院内部专门从事医院感染管理的科室称为医院感染管理科,它既具备临床专业的属性,又兼有职能管理的权利,因此应定位为具备一定临床专业的职能科室,开展全院的医院感染防控工作,需要医院感染管理科通过各种实践方式培训、指导和监督所有被管理对象的防控措施的执行。与此同时,这些被指导及监督的对象又各自受制于其领域的职能部门或科室。因此,由于此管理方式的特殊性,也需要各个职能部门及临床科室进行多部门协同管理,互相制约,互利共赢,达到管理手段标化、管理目标一致以及各自认可并推进相关工作的目的。

二、医院感染管理多部门联合的重要性

(一) 打破部门界限,合力共赢

在医院感染管理过程中,各部门由于管理功能交叉,存在各部门相互之间工作需要协调的情况,职责分工不清,相互推诿易致使工作落实不到位。协调工作不及时或不通畅会影响组织机构的协调运行的实现和计划目标的具体事实工作。因此,只有破除壁垒,形成合力才是根本解决方法。医院各部门应依据正确的政策、原则和工作计划,通过恰当的方式方法进行部门之间的密切配合,相互协调,及时排除各种障碍,理顺各方面关系,从而保障医院感染管理工作可以正常运转和全面发展。

(二) 发挥各自专业领域专长,协力共进

医院感染管理科作为多部门医院感染管理的召集者和策划者,需要对落实工作的结果进行总负责。在牵头管理项目时,应组织做好各部门

的任务分配、职责范围以及各部门之间的沟通协调工作,使各部门发挥各自专业领域专长,随时解决工作中出现的问题。定期沟通以及反馈工作的进度对于多部门联合医院感染管理尤其重要,保证各部门能积极主动工作,各负其责,各司其职,按期完成各自的工作任务,协力提高医院感染管理水平。

(三) 尊重各自部门的领导职能,通力协作

医院感染管理科作为多部门联合管理的牵头部门,虽是多部门管理的总负责者,但也需要尊重各协同部门的领导职能,在工作关系上属于平等的地位,不无端地指责其他部门管辖领域的内部管理方式,在工作方式上就事论事,对发现的问题及时与部门主管进行反馈和沟通,征得部门主管的认可并取得信任,建立共同改进的决心,通力协作,密切配合,相互协调,构建和谐的工作环境。

三、多部门联合医院感染管理的内容和范畴

(一) 抗菌药物应用管理

抗菌药物应用管理是医院医疗药事管理的重要组成部分,要求医院医务、医院感染、药剂、检验、临床等众多科室既各司其职又联合管理,因而存在诸多困境和难点。对行政部门而言,多头管理的模式最容易导致无人管理,因为缺少牵头部门易造成各自为营,只求做好自己的分内事,难以形成长期有效的监督审查机制,联合小组会议只停留在做表面文章。此外,管理人员专业知识不强,难以说服临床按照规范要求去执行。而对临床医生而言,在医患矛盾日益突出的今天,改变他们固有的用药习惯,减少及规范抗菌药物使用,往往使他们更担心发生感染相关事件以及对医疗争议的恐慌,导致抗菌药物管理难上加难。

如何既有效地贯彻上级行政单位以及医院对于抗菌药物应用管理的政策,又能说服广大医务人员接受抗菌药物的使用规范并应用到实际临床工作中去,是摆在我们面前急迫且艰巨的任务。

因此,从2014年底开始着手推进抗菌药物的多部门联合管理,从管

理的组织架构、人员职责、工作模式、监督机制、考核方法等各方面进行了大胆及创新的改革,经过3年多的工作磨合,抗菌药物的管理日趋完善,并逐渐朝我们的目标迈进。

1. 组织架构管理调整

2014年底上海市第一人民医院在医院领导的推动下,在南部院区组建了25人的临床药师专职队伍,与临床医生、专科护士构建了与专科高度融合的多学科临床药师服务团队。这支队伍是临床药物药事管理工作的中坚力量。2015年4月上海医院感染质量控制中心举办的上海市感染控制医生研修项目(SHIP)的启动,临床药师主管和医院感染管理科负责人一起有幸共同参与到这个抗菌药物使用的专业培训中,通过每月一次的专家讲座、病例讨论、互动问答等形式,逐步加强了医院感染管理科以及临床药学科管理人员对不同疾病抗菌药物治疗的专业知识的积累,为抗菌药物管理打下了扎实的基础。

2015年起医院正式成立抗菌药物管理小组,主要成员包括:医务处处长担任组长;临床药学科主任担任副组长;医院感染管理科主任、医务处副处长、检验科主任、ICU主任、感染性疾病科主任、呼吸科主任担任组员。依据《抗菌药物临床应用管理办法》和《关于进一步开展全国抗菌药物临床应用专项整治活动的通知》的要求,对各部门及临床科室的职责进行了细化和分工。临床药师团队作为抗菌药物管理小组的工作队伍,主动参与到日常科室的实际工作中去。作为临床治疗团队中的一员,主动参与到临床治疗过程中去,为患者提供安全、有效、及时的临床药学咨询服务;为医生提供及时的用药指导和药学信息。

2. 药师工作模式转变

临床药师作为科室治疗团队的成员,与科室的医生、护士共同参与患者的救治,并对科室临床医生抗菌药物的使用实施实时监控与指导。对科室的医生进行点对点抗菌药物合理使用的培训。每月对所有抗菌药物进行全医嘱点评,点评中发现的问题以书面的形式上报医务处。可以说药师的工作从幕后转移到幕前,从每日与临床医生共同工作查房来积累临床医疗的一些经验,有助于联系病情判断与药物使用的关键点,也有助于医生和药师的及时沟通和反馈。

3. 辅助手段日益更新

抗菌药物的使用监管离不开信息的建设,提高信息化建设能力,加强抗菌药物数据采集的准确性以及统计功能的完善相当重要。在原有卫宁软件开发基础上,在信息科的支持下重新开发医院 HIS 系统,对抗菌药物管理界面各类指标的定义再次作了核实和细化,按月、按科室、按医疗组进行自动化数据采集及统计,主要是抗菌药物核心数据(如每百人每天住院患者抗菌药物使用强度、Ⅰ类抗菌药物预防使用率、门诊使用率、住院使用率、急诊使用率等)。同时,临床药师工作站的建立,使每位药师能查询所有科室患者的相关病史信息,检查检验信息,医嘱信息等,有助于临床药师能实时发现临床医生开立医嘱的问题,及时进行纠正。

4. 监管机制持续加强

医务处负责每年年初制定抗菌药物使用核心指标目标值,作为每个科室月度及年度考核目标值。2015 年起试点,2016 年起全院目标值设定 DDD 小于 45,Ⅰ 类切口预防使用率 <35%。2017 年按照原卫生部对三级综合医院的要求,设定全院目标值 DDD 小于 40,Ⅰ 类切口预防使用率 <30%。医务处和医院感染科协同临床药学科一起对科室不合理使用抗菌药物进行每月点评反馈,对发现的问题点评到人,并与精神文明考核挂钩。对于抗菌药物核心数据完成不佳的科室,通过查找抗菌药物使用中的薄弱点,进行逐项点评,以书面形式反馈于临床科室。每月将临床药学科点评内容以邮件形式发送至主任邮箱,从科室负责人管理层面上推进抗菌药物的合理使用。

5. 教育培训贴近临床

抗菌药物的教育培训针对不同人群分别采取新职工入职培训、在职职工全院培训以及在职职工专科培训的形式。全院培训采取将抗菌药物培训内容制成标准课件,与教育处合作,借用 CPD 平台进行网上培训,每年"三基"考核中放入抗菌药物内容进行开始,分数计入医师的评聘档案中。专科培训采取由医院感染管理科、临床药学科、微生物室、医务处多学科参与在科室内进行专题培训、分析、督查。通过与科室的交流和反馈,更有针对性和有效性地促进抗菌药物合理使用。此外,采取多学科讨论的形式对感染性疾病进行诊治,由医院感染管理科牵头,组织临床科室、药剂科、检验科、医技科室等部门定期召开MDT病例讨论会。由临床提出病例,主要针对病例中存在的医院感染防控问题、抗生素合理使用问题、病原学送检等问题进行讨论,相互交流心得体会,提出疑问,协商解决,最后总结经验教训,汇集成册。

6. 考核力度不断升级

每年年初制定各科室抗菌药物使用核心指标目标值,作为每个科室月度及年度考核目标值,考核情况与月度及年度绩效挂钩。临床药师每月对医生的抗菌药物处方进行审核,不规范用药的处方落实到人,考核结果也计入科室的月度及年度考核中。对于多次发生同样不合理用药的医师,医务处有停处方权及接受上岗前再培训。

(二) 多重耐药菌管理

医院多重耐药菌的防控管理工作需要医院感染管理科、护理部、微生物实验室、后勤保障处、临床药学科共同参与,针对ICU多重耐药菌患者短期内出现聚集的现象,采取多部门联合管理无疑是最好的管理方式。

1. 成立多重耐药菌联合管理小组,由医院感染管理科、护理部、检验科、后保处、ICU、临床药学科组成,分工明确,定期进行多部门联合会议,提出防控策略。护理部负责患者的集中隔离以及环境日常及终末清洁消毒的监管,ICU临床医生和护士负责严格执行手卫生和接触隔离措施,规范吸痰等无菌操作,检验科协助医院感染科进行环境微生物采样以及菌种的鉴定,医院感染管理科负责流行病学调查,后勤保障处和物业负责病房清洁消毒措施的执行,临床药学科对抗菌药物有无不合理使用进行监督和点评。

2. 在上述常规措施执行后仍存在的问题再次进行多部门联合讨论,确定持续改进方案,如加强ICU呼吸机的监管,明确多重耐药菌患者呼机下机后必须静置2周才能使用;微生物查见3例及以上同种多重耐药菌要及时报临床科室和医院感染管理科;多重耐药菌感染患者需加做舒巴坦、替加环素、多黏菌素等药敏试验;关注吸痰操作有无污染的过程,留意吸痰时使用的水杯是否一用一丢弃,吸痰管每伸入患者气道一次必须更换一根吸痰管,不能一根吸痰管重复伸入患者气道,防止已被污染的吸痰管再次污染患者深部气道;关注呼吸治疗师在进行支气管镜操作时是否执行无菌原则;必要时使用过氧化氢雾化消毒机对病房或治疗室进行终末消毒等。

3. 通过落实一系列多重耐药菌防控措施以及多部门通力合作,重点部门多重耐药菌聚集的情况有了明显改善,这也充分体现了多部门管理的优势所在。

(三) 重点部门和重点环节的医院感染管理

医院感染防控的重点部门众多,主要包括手术室、消毒供应中心、内镜室、血透室、骨髓移植病房、产房、新生儿室、口腔科、导管室等。重点环节主要包括器械相关的医院感染防控,如呼吸机相关肺炎、导管相关血流感染、导尿管相关尿路感染等核心防控措施落实。重点部门以及重点环节的医院感染防控需要护理部、后勤保障处、医院感染管理科的共同参与,定期组织多部门联合督查,不仅能从消毒隔离、环境布局、人员管理、感染控制监督等各个方面达成感染控制共识,而且也有利于各个部门从各自专业出发查找防控的薄弱点,有利于整改。

(四) 消毒药械管理

消毒药械的管理需要后勤保障处、采购处及医院感染科共同参与。后勤保障处负责审核相关消毒产品的使用范围,采购处负责审核消毒产品生产单位以及经营单位的资质,并与医院感染管理科一起负责审核消毒产品相关的卫生许可证批件,以确保进入医院的消毒药械符合规定。

(五) 医院感染宣教培训

医院感染相关培训需要医务处、人事处、教育处、宣传处等多部门联动。医院感染管理科主要负责全院各级各类人员的医院感染防控知识的培训及考核；医务处主要负责协助组织医师和医技部门人员预防、控制医院感染知识的培训及考核；护理部负责护士预防、控制医院感染知识的培训及考核；人事处负责组织新职工岗前培训中医院感染管理及相关知识的培训与考核，可将医院感染管理的绩效指标纳入在职职工的考核体系。教育处主要负责组织医学生、住院规培医师、专科规培医师的医院感染管理及相关知识的培训与考核。宣传处负责医院感染相关防控宣传资料的制作及发布，如海报、活动介绍易拉宝、宣传册、宣传画、视频制作等。

参考文献

[1] 中华人民共和国原卫生部. 抗菌药物临床应用管理办法. 原卫生部令第84号[EB/OL]. http://www.nhc.gov.cn/fzs/s3576/201205/2f773c2ddbd84e19aab0b4b2d9741900.shtml

[2] 《抗菌药物临床应用指导原则》修订工作组. 抗菌药物临床指导原则(2015年版)，国卫办医发〔2015〕43号附件.

[3] 中华人民共和国原卫生部医政医管局. 原卫生部办公厅关于抗菌药物临床应用管理有关问题的通知，卫办医政发〔2009〕38号[EB/OL]. http://www.nhc.gov.cn/yzygj/s3585u/200903/e3f77fdb63244b4383f69ae7766fac57.shtml

[4] 原卫生部办公厅关于做好全国抗菌药物临床应用专项整治活动的通知. 卫办医政发〔2011〕56号[EB/OL]. http://www.nhc.gov.cn/xxgk/pages/viewdocument.jsp?dispatchDate=&staticUrl=/zwgkzt/wsbysj/201104/51376.shtml&wenhao=卫办医政发〔2011〕56号&utitle=原卫生部办公厅关于做好全国抗菌药物临床应用专项整治活动的通知&topictype=&topic=&publishedOrg=医政司&indexNum=000013610/2011-04275&manuscriptId=51376

[5] 原卫生部办公厅关于继续深入开展全国抗菌药物临床应用专项整治活动的通知，卫办医政发〔2012〕32号[EB/OL]. http://www.nhc.gov.cn/xxgk/pages/viewdocument.jsp?dispatchDate=&staticUrl=/zwgkzt/wsbysj/201203/54251.shtml&wenhao=卫办医政发〔2012〕32号&utitle=原卫生部办公厅关于继续深入开展全国抗菌药物临床应用专项整治活动的通知&topictype=&topic=&publishedOrg=医政司&indexNum=000013610/2012-00386&manuscriptId=54251

[6] 关于印发《上海市抗菌药物临床应用分级管理目录(2012年版)》的通知. 2012.

［7］ 上海市《抗菌药物临床应用指导原则》实施细则（试行），沪卫医政〔2006〕121号.

［8］ 中华人民共和国原卫生部法规司.中华人民共和国执业医师法［EB/OL］.http://www.moh.gov.cn/fzs/s3576/201808/ad5c5e69d9fb425f8f5ff96d7d82c07d.shtml

［9］ 医疗事故处理条例,国务院令〔2002〕351号.

［10］ 药品管理法实施条例,国务院令〔2002〕360号.

［12］ 中华人民共和国原卫生部.处方管理办法,国卫办医发〔2007〕53号［EB/OL］.http://www.nhc.gov.cn/fzs/s3576/200804/1f2a754594e8419e9e164fedcae05f1c.shtml

［13］ 中华人民共和国原卫生部医政医改局.原卫生部关于印发《医疗机构药事管理规定》的通知,卫医政发〔2011〕11号［EB/OL］.http://www.nhc.gov.cn/yzygj/s3593/201103/4119b5de252d45ac916d420e0d30fda7.shtml

［14］ 国家基本药物处方集［M］.北京:人民卫生出版社,2009.

［15］ 中华人民共和国原卫生部.原卫生部关于印发《中国国家处方集（化学药品与生物制品卷）(2010年版)》的通知,卫医政发〔2010〕10号［EB/OL］.http://www.nhc.gov.cn/xxgk/pages/viewdocument.jsp?dispatchDate=&staticUrl=/zwgkzt/wsbysj/201002/45875.shtml&wenhao=无&utitle=原卫生部关于印发《中国国家处方集（化学药品与生物制品卷）(2010年版)》的通知&topictype=&topic=&publishedOrg=医政司&indexNum=000013610/2010-03262&manuscriptId=45875

［16］ 中华人民共和国原卫生部医政医管局.医院处方点评管理规范（试行）,卫医管发〔2010〕28号［EB/OL］.http://www.nhc.gov.cn/yzygj/s3590/201810/6103f922f61440d1b48ba1571b6b6b72.shtml

［17］ 薛广波.现代消毒学进展（第一卷）［M］.北京:人民卫生出版社,2012.

［18］ 张流波.现代消毒学进展（第二卷）［M］.北京:人民卫生出版社,2017.

［19］ 中华人民共和国卫生行业标准.WS310.3-2016 医院消毒供应中心第3部分:清洗消毒剂灭菌效果监测标准［S］.2016.

［20］ 中国国家标准化管理委员会.GB 15982-2012 医院消毒卫生标准［S］.2012.

［21］ 中华人民共和国卫生行业标准.WS 507-2016 软式内镜清洗消毒技术规范［S］.2016.

［22］ 中华人民共和国卫生行业标准.WS/T 368-2012 医院空气净化管理规范［S］.2012.

［23］ 国家食品药品监督管理局.YY 0572-2015 血液透析和相关治疗用水［S］.

2015.

[24] 中国国家标准化管理委员会.GB 5749-2006 生活饮用水卫生标准[S].2006.

[25] 李六亿;我院开展感染控制宣传周活动的实践[J];中国护理管理;2007,7(12):71-72.

[26] 张越巍,石月欣,曹红谊,等.医院感染管理的品牌与文化建设[J],中华医院感染学杂志,2011,21(20):4312-4313,4316.

[27] 王炳花,赵艳娟,魏青,等.手卫生医学伦理学教育干预研究[J].中华医院感染学杂志,2011,21(12):2552-2553.

[28] 王炳花,任玉芹,魏冰玉,等.我国感染控制文化建设的 SWOT 分析[J].中华医院感染学杂志,2013,23(7):1635-1637.

[29] EDWARDS JR, et al. National Healthcare Safety Network (NHSN) Report, data summary for 2006 through 2007, issued November 2008. American Journal of Infection Control, 2008. 36(9):609-626.

[30] HORAN TC, et al. CDC definitions of nosocomial surgical site infections, 1992: a modification of CDC definitions of surgical wound infections. Infect Control Hosp Epidemiol, 1992.13(10):606-8.

[31] HORAN TC, M. Andrus, and Dudeck MA CDC/NHSN surveillance definition of health care - associated infection and criteria for specific types of infections in the acute care setting. American Journal of Infection Control, 2008. 36(5):309-332.

[32] Nosocomial infection rates for interhospital comparison: limitations and possible solutions. A Report from the National Nosocomial Infections Surveillance (NNIS) System. Infect Control Hosp Epidemiol,1991.12(10):609-21.

[33] 武迎宏,刘荣.北京市医院感染监控管理系统开发与应用研究[J].中华医院感染学杂志,2008,18(7):985-987.

[34] 任南,文细毛,吴安华.全国医院感染监测与数据直报系统的研制及使用[J].中国感染控制杂志,2008,7(3):170-172.

[35] 蒋景华,陈文光,陶映.医院感染管理系统在医院信息管理中的应用[J].中华医院感染学杂志,2004,14(4):419-421.

[36] 谢新鹏,朱宏,孙树梅,等.基于"军卫一号"工程的医院感染监控系统的开发与应用[J].医疗卫生装备,2008,29(11):38-41.